3か月で10キロ痩せた！

キャベザップダイエット

今日からできる！

4つのしないを手に入れろ！

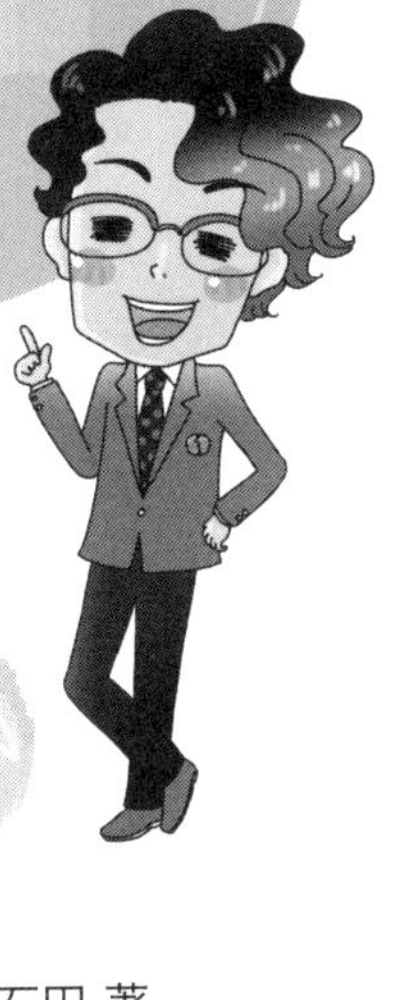

運動しない

リバウンドしない

努力しない

ガマンしない

キャベザップCLUB代表　ミッキー石田 著
たにぐちクリニック理事長　谷口 一則 監修

笑がお書房

はじめに

今から約2年前まで、僕の体重は82・5キロありました。とにかく食べ続け、ストレス解消にお酒を飲むことを日課にしていました。振り返ると、20年をかけて徐々に太っていったので、自分では太っていることをあまり意識はしていなかったように思います。ですが、太っていることに変わりありません。「職業はプロレスラーです」と言っても、疑われないほどになっていました。

完全なる不摂生な生活を送り続け、健康診断も受けたことがない人生。ですが、そんな僕にも転機が訪れます。

50歳の冬、12月26日に、仙台に突然の大雪が降りました。家族から車のタイヤを雪用タイヤに交換するように頼まれ、タイヤ交換のお店やガソリンスタンドに電話してみるも、どこもいっぱい。考えることは、みな同じです。どうしようもないので、僕は生まれて初めて自分でタイヤ交換をすることにしました。
ですが、生まれて初めてのことで、全くうまくいかず。僕はイライラMAXになり、タイヤを足でガンガンと蹴りながら、必死でやり終えました。このことが、後に僕の人生を大きく変えるとは知らずに。

年を越えた、2022年1月2日。家族で、近くの大型ショッピングモールへ出かけていました。店内を1人で歩いていた時に、突然足のかかとに激痛が走りました。全く歩けないのです。なんとか近くのソファまで足を引きずりながらたどり着き、座ります。そして、すぐさまスマートフォンを取り出し、「かかと　激痛」で検索。出てくるのは、「糖尿病」「痛風」「足切断」の文字。僕は、心の中で「とうとうやってしまったなぁ」と思いながら、ソファに座っていました。

お正月ですから、病院は開いていません。仕方なく湿布を貼って過ごしましたが、ほんの少し、かかとに触るだけで激痛が走ります。かなり不安な時間を過ごしました。

お正月明けに、急いで整形外科を受診し、レントゲンを撮ってもらったところ、「骨には異常はありません」とのこと。「いや、絶対に骨に異常があるはず。これだけ痛いんだから！」というか、異常があってほしかった……。同時に血液検査もしてもらい、後日、結果を聞きに行きました。

すぐに整形外科の先生から「内科を紹介します」と言われ、内科を訪れると、衝撃的な言葉に驚きます。「あなたの血液は、例えるなら『あんかけ焼きそばの、あん』です」と。続けて、血液検査で出た数値を説明されました。ＡＬＴ（肝機能の機能の数値）が、平均40未満のところが60を超え、動脈硬化を起こす要因の一つと言われているＬＤＬ（悪玉）コレステロールが平均70〜１３９のところ、１８３だと。そして、「この数値だと半年後に、脳梗塞か心筋梗塞になります。脳梗塞か、心筋梗塞か、生きるか、どれがいいですか？」と質問されたのです。それほど、悪い数値だったのです。

僕は、「それは、生きたいです」と即答しました。すると先生は、パソコンに向かってカルテを打ちながら、僕の運命を大きく変える大事なセリフを口にします。

「これは生活習慣病だから、食事を変えてね。まぁ、野菜を先に食べたらいいんだよね。野菜を食べない人が多いからね」

僕はこれを聞いた瞬間、ダイエットの神様に出会いました。

「そうか、野菜を先に食べれば、生活習慣病は治るんだ！　でも、野菜って何を食べればいいんだろう？　そうだ、キャベツだ。キャベツを食べよう！」

実はこのとき、かかとの痛みはなくなっていました。きっとタイヤを蹴り過ぎて、打ち身になっていたんでしょう。本当に唸るほど痛かったのですが、今思えば、神様が「この人は足に激痛が走って死を意識するほどでないと、行動しないな」と、知らせてくれたのだと感じています。そのおかげで、脳梗塞や心筋梗塞になることもなく、痩せることもできました。

この日から、毎日1袋150グラムのコンビニキャベツを2袋、食前に食べ続けました。すると1か月後には、体重が5キロも減っていたのです。思わず体重計が壊れているのではないかと思い、何度も試したくらいです。そして2か月後には、また3キロ減り、3か月後にはさらに2キロ減りました。病院の先生からは、「一体何をしたのですか？」と聞かれ、「では、薬は出さなくていいですね」と、診察は終了しました。

僕は嬉しくて、ラクして3か月で10キロ痩せたことをSNSに投稿すると、「自分も痩せたいから、やり方を教えてほしい。一緒にやりたい」と、数人からメッセージをもらいました。それならもちろん、一緒にやりましょう！　だけど、どうせやるなら面白くやりたい。そこで、『キャベザップ』が誕生しました。「○○ザップ」という響きから、ダイエットをイメージする人は多いでしょう？　このザップという言葉には、「壊す」とか「破壊する」という意味があるそうです。僕は、ダイエットの常識を覆す、脂肪を壊す、破壊するという意味を込めて『キャベザップ』と名付けました。

キャベツを最初に食べて、ごはんは少し減らし、おかずもお味噌汁も普通に食べます。お菓子も食べます。こんなに簡単に痩せてしまった『キャベザップ』で、ダイエットの常識を覆します。ダイエットと聞くと、「苦しいもの」というイメージがついてきますよね。実際に僕も、誰かから「ダイエット始めます」と聞くと、「あ、これから修行に入られるのですね」と思います。だけど僕は、楽しくやりたい。ダイエットは、男女誰でも、そしてどの年代でもできます。僕が美容師を35年間やってきて、延べ10万人以上のお客様と対話してきた中で、最も聞いたお悩みは、「どうしたら髪のツヤを手に入れられるか」と、「どうしたら健康的に痩せられるか」の2つでした。それは、どちらも手に入るのです。

なぜキャベツなのか？　については、第1章でお伝えします。楽しく苦労せず痩せる、『キャベザップ』を、一緒にやっていきましょう！

もくじ

はじめに …… 2

第1章　ズボラさんでも「食前キャベツダイエット」なら続けられる4つの理由

なぜキャベツなのか …… 12
なぜキャベツを食前に食べるのか …… 14
4つの「しない」を手に入れられる「キャベザップ」 …… 15
「ダイエット」と聞いて連想する言葉とは …… 36
コラム　キャベツの歴史、ご存知ですか？ …… 40

第2章　キャベツがくれるダイエット以外の嬉しい効果

血液がサラサラに、血圧も …… 42
胃腸を整え、便秘の解消 …… 47
お肌もきれいに美しく …… 50
髪もツヤツヤ美しく …… 55

がんを防ぐ効果……57
キャベザップ体験談……59

第3章　食前キャベツ&好きなおかずで、美味しく満腹ダイエット！

ダイエットの敵?!　糖質とは……64
キャベザップ実践編（1）　キャベツのことを知ろう！……70
コラム　キャベツカットの便利グッズ……82
キャベザップ実践編（2）　食べてOKのおかず、NGのおかず……84
キャベザップ的、炭水化物調整ダイエットとは……88
コラム　ダイエットは頑張るもの？　楽しむもの？……91
キャベザップ体験談……94

第4章　脱リバウンド！　体型を維持する習慣術

まずは数字の見える化……98
ダイエット中、これもダメ、あれもダメ、とは思わずに……102
MCTオイル（中鎖脂肪酸オイル）をかけて食べる……107
外出した時の、糖質さよなら術……110
停滞期に入っているのは、成功している証拠……116

リバウンドしないための3つのこと……120
超簡単！　自分でもいつでもすぐできる「魔法の言葉」……125
　キャベザップ体験談……127

第5章　それでも、もしあなたが挫けそうになったら

なぜ甘いものが欲しくなるのかを考えよう……132
甘いものを食べたい時の、チョコレートのすすめ……135
あなたのスマートフォンの待ち受け画面はどうなっていますか？……139
キャベツに飽きた時の対処法……140
我慢できずに食べてしまった時のリカバリー方法……143
3人1組キャベツダイエット宣言……144
目的(なりたい自分) vs 欲求(ダイエットやめたい気持ち)勝負での勝ち方……148
体重計に乗ったらやってほしい3つのこと……152
ダイエットに必要な4つの承認……155
　キャベザップ体験談……162
おわりに……165
監修者から……171

第1章

ズボラさんでも「食前キャベツダイエット」なら続けられる4つの理由

これまで、数多くの「○○ダイエット」が生まれては消えていきました。ダイエットが続かない理由はたくさんあるかと思います。それは準備するものが多かったり、1つの場所にずっと通わないといけなかったり、我慢することが多かったりと、自分自身の意思だけではなくダイエットを継続することを邪魔する要素が多いことにも原因があります。

キャベツダイエットを進めていただくにあたり、なぜ食前キャベツダイエットなら無理せず続けられるのか、なおかつズボラさんでも大丈夫なのか、その理由をお伝えします。

なぜキャベツなのか

まず、「○○ダイエット」といえば、その○○を準備することから始まります。キャベツダイエットの場合は、もちろん「キャベツ」です。ふだん行くスーパーで手に入れられない食材は、それだけでハードルが上がってしまいますね。その点、キャベツは、「毎日続けるのに最適」な食材と言っていいでしょう。売られていないスーパーはないほど、私たちにとって身近な存在ですし、季節を問わず手に入れることができる食材です。またスーパーだけでなく、コンビニエンスストアでも袋入りの千切りキャベツが販売されています。手軽に手に入れられる野菜の1位かもしれません。

さらに、キャベツは毎日続けることに重要な点をもう1つ満たしています。それは、価格です。キャベツは1玉90円から200円弱の価格で販売されています。春キャベツと冬キャベツの1玉の平均的な重さは、700グラムから1200グラム。僕は、1日に300グラムのキャベツを食べることをお勧めしています。1玉1200グラムのキャベツが150円として計算すると、1日300グラムのキャベツは約38円。この価格なら、無理なく続けていくことができると思いませんか？　冷蔵庫にいつもあるキャベツ。いつでも手に入り、価格もお得。そして、調理方法は無限大。そんな当たり前に身近にあるキャベツに、実は素晴らしい効果があることを、ご存知でしょうか。その効果に関しては、後ほど詳しく紹介します。

なぜキャベツを食前に食べるのか

ダイエットのセオリーとして、食事の時の食べる順序については以前からよく言われていますね。野菜から始まってタンパク質、その後に炭水化物やスイーツなどを食べることを勧められています。なぜ野菜、とくにキャベツを食前に食べるとダイエットに良いのでしょうか。

まず、食べる順番には「脂肪の溜めこみを防ぐ」という、重要な意味があります。そう、脂肪が体に溜まるから太るのです。できるだけ体に脂肪を溜めこまないために、食べる順番を守ることが第一に大切だということです。最初に食物繊維を摂ることで、糖質の吸収をコントロールしてくれると覚えておきましょう。

また野菜を食べることで、空腹感を抑えることができ、食べ過ぎを防げる効果もあります。食べ過ぎなければ、肥満予防につながりますね。

毎日３食、きちんと食べる人は、食べる順番は常に意識しておきましょう。とくに、野菜の中でもキャベツを食べることは、腹持ちの部分でも、キャベツに含まれる栄養素の部分でも、ダイエット＋健康に、大きな効果があります。キャベツがくれるダイエット以外の嬉しい効果は第３章で詳しくお伝えしますので、楽しみにしていてください。

4つの「しない」を手に入れられる「キャベザップ」

キャベツを使えば、苦労なく楽しく痩せられて、しかもその状態をキープし続けられるという、至れり尽くせりのダイエットが可能なのです。僕が実際に経験し、それを形にした、キャベツを使ったゆるいダイエット「キャベザップ」。キャベザップは、どうして苦労なく楽しく痩せられるのか。その理由は、この４つの「しない」を手に入れられるからです。

① 運動しない
② 我慢しない
③ リバウンドしない
④ 努力しない

この４つの「しない」と共にダイエットを続けると、なんと３か月で結果が目に見えてきます。早い人だと２週間ほどで、体重やお通じの違いを感じることも。すぐに結果が見えるので、楽しくてたまらなくなります。外から見える体型の変化と、体調が良くなることで感じる内側の変化。この両方の変化を感じながら、自分自身をもっともっと好きになる。この喜びを得られるから続けられる、それが「キャベザップ」です。それでは、この４つの「しない」を、順番に説明していきましょう。

①運動しない

僕自身、今までにあらゆるダイエットを試みたことがあります。その中でも、僕の場合はとくに運動が続いたことがありません。きっと、多くの人が「痩せたければ、運動をしなければならない」と考え、ジムに通ったことがあるでしょう。しかし、運動することが向いている人はいいですが、「運動をしなければならない」と思うと続けられず、三日坊主で終わった人も多いのではないでしょうか。もちろん僕もその１人で、しみじみ「運動系のダイエットは無理だなぁ」と実感しました。

しかしキャベツに出合ってからは、特別な運動をすることなく痩せることができました。僕の運動といえば、仕事のみ。僕は美容師なので、立ち仕事を１日に８時間しています。立ち仕事で動いてはいますが、過去にこの運動量だけで痩せることはありませんでした。仕事中の昼食も常に時間に追われており、お客様がシャンプー台から上がってくるまでの間や、ヘアカラーを塗った後の待ち時間5分や10分の間などに早食いです。

それでもキャベツを取り入れることにより、1か月で5キロ、2か月目で3キロと、みるみる痩せていきました。美容室に来られるお客様が驚かれて、「どうしたの？どうやって痩せたの？」と、よく尋ねられました。

僕は正直に、「キャベツを食べていたら、痩せちゃったんですよね」と答えていました。そうすると誰もが、「でも、運動はしたんでしょう？」と聞いてくるのです。やはり誰もが、「痩せるためには運動をする」と思い込んでいるんですね。僕はそのたびに、「運動はしていないですよ」と答え続けました。お客様や知人から尋ねられて答えることを繰り返しているうちに、ある男性から「どうやったらそんなに痩せられたの？　俺も痩せたいから、一緒にやりたい」と言われます。僕はこれを機に、興味を持ってくださる人たちと一緒に楽しくキャベツダイエットをやれる形を考えました。それが「キャベザップ」の始まりです。キャベツダイエットのコミュニティを作り、まずは100人の仲間たちと2年間続けました。すると仲間たちが次々に、結果を出していき、それは驚きと喜びの連続でした。

痩せるために運動をしようとジムへ通い始める人は多いですが、こんな経験はありませんか？　ジムへ通おうと決心して、最初の3か月は張り切って行きますが、4か月目になると毎日だったのが3日に1回となり、それがだんだん1週間に1回、1か月に1回となっていきます。そうなると、ジムには行っていないのに自動引き落としで会費は払い続けている状態が続きます。そこで遂に決心をして退会申請のためにジムへ行くと、「締め日が過ぎているので、あと1か月分はお支払いいただくことになります」と言われてガッカリ。これは、「ジムあるある」かもしれません。

僕は、ジムでパーソナルトレーナーをしている知人に、「ダイエットに重要な要素である運動と食事、それぞれ何割ですか？」と質問してみました。すると、こう答えてくれました。「食事が９割で、運動が１割です」と。運動をする場所であるジムで働くトレーナーでさえ、食事が９割との答えが返ってきたことには驚きました。

しかし僕は、食事が10割です。そのため、筋肉はつきません。ですが手を握ることはできますし、歩くこともできます。30キロのお米を持つこともできますから、生活に支障はありません。

最近のジムでは、寄り添い型のダイエットが多いです。トレーナーが計画を立て、アドバイスをし、時には励ましてくれます。そうして結果10キロ痩せることができた時に、「よくここまで頑張りましたね。これからも続けてくださいね」と、契約終了です。目標を達成し、独りぼっちになったあなたは、どうするでしょうか？「よし、頑張った私にご褒美をあげよう」と、アフタヌーンティーとケーキでお友達を誘いませんか？　こうして、リバウンドをしてしまう人はとても多いです。

また、雑貨屋、ホームセンター、通販など、巷にはあらゆる健康グッズやダイエットグッズが溢れています。バネやゴムがついたもの、ぶら下がり健康器、フィットネスバイク、体幹を鍛えるスリッパ、バランスボール、どれをどれだけやっても、食事を変えなければ絶対に痩せません。痩せることと、筋肉をつけることは別の話です。筋肉をつけたいなら、それはジムに通うべきでしょう。ここで、考えてみてください。痩せることと、筋肉をつけること。どちらの方が、あなたの自己肯定感が上がるでしょうか。

僕は、痩せることだと思います。痩せて自己肯定感が上がると、「もっと格好良くなりたい」「もっと綺麗になりたい」と考え、ワクワクします。そうして、筋肉をつけるためにジムへ通うのです。それならば、ジムもきっと続くことでしょう。このように、自分をどんどん好きになり、楽しく続けられるのがキャベザップの大きな特徴です。

また、ダイエットの体験談で運動とセットなのは、「カロリー計算」ですね。ここで、カロリー消費量の多い代表的な有酸素運動を見てみましょう。

- ウォーキング　1時間あたり約180キロカロリー
- ランニング　1時間あたり約400〜560キロカロリー
- サイクリング　時速20キロのスピードで20分走って約140キロカロリー
- スイミング　1時間あたりゆっくりクロールで約180キロカロリー
- 踏み台昇降　1時間あたり約200〜300キロカロリー
- ホットヨガ　1時間あたり約300キロカロリー

文部科学省の「日本食品標準成分表（7訂2015年版）」によると、お茶碗1杯の白米は、240キロカロリーとされています。ご飯1杯を食べるのに、ウォーキングなら1時間半、ランニングなら30分以上、スイミングなら1時間半泳ぎ続けなければいけないことになります。現実的ではないと思いませんか？　それに、ご飯だけでなく魚や肉、お味噌汁や果物、それからお菓子も食べるかもしれません。そうすると、いったい1日に何キロカロリーを食べていることになるでしょうか。

日本人が1日に必要な摂取カロリーは、

・成人女性　約1800〜2000キロカロリー
・成人男性　約2200〜2500キロカロリー

だと言われています。これだけのカロリーを運動で消費しようと考えると、気が遠くなる数字ではないでしょうか。

またジムに通おうとすると、あらゆる時間もかかります。準備をする時間、移動時間、着替えにかかる時間なども考えると、運動時間はますます減っていくでしょう。キャベザップなら、移動時間は必要ありませんし、準備に必要な時間もほとんどありません。日常生活の中の「食べる」という時間の中で実行することができます。時間もお金も、節約することが可能なのです。

②我慢しない

痩せるために必要なのは、「我慢」だと思っていませんか？　しかし実際は、痩せようとした時に「我慢」をすることによって、自らダイエット失敗への道を辿ることになります。

あなたの今までのダイエットが続かなかったのには、３つの理由があります。

・我慢が続かない
・甘いものが欲しくなる

・過去の失敗の経験

この3つを、順番にお話ししましょう。まずは、「我慢が続かない」です。何かしらの我慢が必要なダイエットに取り組み、見事成功したとしましょう。その後、その体型をキープするためには、どうすれば良いのでしょうか。さらに我慢を続けますか？「我慢」がメインのダイエットを止めれば、また体型は元に戻ってしまいます。ということは、ダイエット中にした我慢はずっと続けていかなければならないということです。すでに一定期間必死に我慢したことを、この先もずっと続けていくというのは難しいのではないでしょうか。

しかし、キャベザップは違います。キャベザップは、食前にキャベツを食べるダイエット。最初から、我慢は必要ありません。キャベザップで痩せた後も、今まで通りに「食べる」ことを続けるだけです。そうして痩せていく間も、痩せた後も、我慢なく体型をキープすることができます。

僕は、キャベザップを提案しながらこう思います。時間は、後戻りができません。1日は8万6400秒です。この1秒1秒を楽しんで過ごすことは、あなたの人生にとって、とても大切なことではないでしょうか。できれば、我慢をする時間は無くしてほしいのです。ダイエットとは、我慢をすることではなく「自分の人生を楽しむこと」です。

次に、「甘いものが欲しくなる」ことについてですが、ダイエットのために我慢をしている時に限って、ふだんよりも甘いものを食べたくなるような気がしませんか？何かと我慢をしてストレスを溜めていると、脳内のセロトニンが不足して、イライラしてきます。そこで僕たちの脳は、「幸せになりたい！」と欲求します。過去に甘いものを食べて「幸福感」を得た経験を、脳は覚えているからです。そこで、実際に空腹ではなかったとしても、甘いものが食べたいと感じるのです。脳が求めているのに、ダイエットでそれを禁じるため、苦しい状態に陥ります。

そして、たまには「頑張っている自分に、甘いものでご褒美をあげたい」と思う時もありますよね。キャベザップでは、食前にキャベツを食べてさえいれば、甘いものも食べられます。後述しますが、食前キャベツにより血糖値スパイクの上昇を抑え、甘いものを食べながらダイエットすることができるのです。

3つ目は、「過去の失敗の経験」です。書店に行けば、あらゆるダイエット本が並んでいます。これだけの種類のダイエット方法が世の中に存在するということは、多くの人が1つのダイエット方法では成功しなかったということ。これで痩せなかったから、次はあれをやってみよう。そうして次々に、過去の失敗の経験を積み重ねてきました。自分は我慢ができない人間だ。ダイエットは、結局成功しないもの。そうして繰り返してきた悪のスパイラルをここで断ち切らなければ、失敗を繰り返し続けます。

では次に、失敗するダイエットを繰り返さないために大切なことを、お伝えします。

③リバウンドしない

「ダイエットと聞いて、イメージするものは何ですか？」とお聞きすると、必ず出てくるキーワードの1つが「リバウンド」です。脳の中に、「ダイエットは、リバウンドするものだ」と、しっかり書き込まれてしまっています。ここで、あなたに質問です。あなたは、スマートフォンのアップデートをしますか？　きっと、毎回とは言わないまでもされている人は多いのではないでしょうか。では、ここで脳のアップデートもしていただきたいのです。

あなたの脳は、過去の経験や周囲の人たちから聞いた「ダイエットは、苦しい、辛い、難しい」という古いデータのまま放置されていませんか？　あなたの脳は、書き換えられます。新しいバージョンに、書き換えましょう。

ぜひ、あなたの頭の中にある楽しい言葉や成功している様子をイメージしてください。先日ショーウィンドウで見かけた、あの可愛いワンピースを着ている私。素敵な彼とデートしている私。海でお気に入りの水着を着て泳いでいる私。痩せたら何をしよう？　とイメージするのです。「ダイエットはリバウンドするもの」ではなく、「ダイエットをしたらこんなことができる」と書き換え、あなたの脳をアップデートしてください。

まだ多くの人が、ダイエットの最中は自ら苦しい選択をしがちです。甘いものは食べないようにしよう。コンビニへは行かないようにしよう。友人からの誘いも断ろう。ここから、負のスイッチが入ります。友人からの誘いを断れば、申し訳なく思い自分を責めます。また友人にも「彼女はダイエット中だから、誘ったら悪いかな」と気を使わせてしまうかもしれません。僕はここで「その誘いは、ぜひ行ってください」と伝えたいです。

友人と食事をする方法は、いくらでもあります。外食先で「野菜（サラダ）をください」と注文して先に野菜を食べる。MCTオイルをかける。純りんご酢を混ぜた水を飲む（※MCTオイルや純りんご酢については、後述します）。それに、一度くらい食前キャベツができなくても、気にする必要はありません。もしも一晩キャベツが食べられないとしても、朝と昼に食べたキャベツがお腹の中にいてくれます。また、今まで食べ続けてきて養われた痩せ菌たちが、あなたを守ってくれます。だからぜひ、我慢をしないで安心して楽しい時間を過ごしてください。自分が一番ワクワクする、楽しい方を選びましょう。僕にとってダイエットは、「楽しいこと」です。ダイエットは、「頑張ります」ではありません。「楽しみます」です。声に出せば、脳はしっかり聞いています。

あれもダメこれもダメだと、自分自身にブレーキをかけていたり、制限をかけているとストレスが溜まります。「痩せたら、食べに行こう」という思いが日に日に強くなることが、リバウンドのメカニズムです。このメカニズムを理解し、繰り返さないためにも「楽しい方を選ぶ」という基準を持ちましょう。

④努力しない

「今日は、何を食べよう」「夕食の献立は、どうしよう」毎日の食事のメニューを決めることが、あなたのストレスになっていませんか？　しかも1日3食、永遠に続きますから、考えることが苦手な人は、相当のストレスになるのではないでしょうか。

そこで、キャベザップです。キャベザップの方法は、とてもシンプル。キャベツを食べることが第一条件なので、何も迷うことなく食事の用意の第一歩が踏み出せます。

まずは、キャベツ。次に、そのキャベツをどう食べるかの選択肢は、豊富にあります。

・焼く　　　：甘みが出る
・揚げる　　：サクサクとした食感になる
・茹でる　　：柔らかくなる
・発酵させる：風味が変わる

・煮る　　　…優しい味わいになる
・炒める　　…香ばしさが増す

そして、もちろん生でも食べられますよね。しかも、それだけではありません。生では食べたくないけれど調理は面倒だと思ったら、レンジで温めれば食べられます。

また、それぞれの食べ方から広がるメニューは無限大です。

・焼く　　　…丸ごと焼くのもおすすめ
・揚げる　　…キャベツの素揚げ
・茹でる　　…クリームソースやバターとあえる。
・発酵させる…酢キャベツやキャベツキムチ
・煮る　　　…ロールキャベツ、ポトフをキャベツたっぷりで
・炒める　　…野菜炒め、回鍋肉

・生　　　　：味噌でディップ、ドレッシング、塩もみ
・レンジでチン：醤油、マヨネーズ、塩コショウ、ブラックペッパー、ピンクソルト

アイデアは、まだまだ出てくるはずです。よくいろんな方から、「キャベツばかり食べていて飽きませんか？」と聞かれます。ここで、考えてみてください。あなたは、白いご飯に飽きていますか？　子供の頃から食べ続け、美味しい思い出、温かい思い出がたくさんあるでしょう。この飽きずに食べ続けてきた白いご飯は、どのように食べているでしょうか。食事が白いご飯のみという方は、あまりいないでしょう。おかずがあったり、ご飯に何かを乗せていたり、味付けをしたりしていますよね。

キャベツも、同じです。先ほどご紹介したように、キャベツは様々な味に変化させることができますし、切り方も調理方法も際限なくあります。キャベツを使ったレシ

ピは、インターネットで探せばたくさん出てきますし、キャベツは料理の味を邪魔しないので、ご飯の代わりにキャベツを用いることもできます。僕は、ご飯にカレーをかけて食べるように、キャベツにカレーをかけてキャベカレーとして食べています。他にも、納豆を食べたい時には、キャベツをみじん切りチョッパーで細かくして、その上に納豆をかけて食べます。アイデアはまだまだ生み出せるので、考えるだけでもワクワクしてきませんか？　こうしてキャベザップは、考えるというストレスはなく、楽しく続けていくことができるのです。

「努力しない」という部分で、もう1つ。こんなに楽しいキャベザップですが、時には面倒くさいと感じる日もあるかもしれません。キャベツを洗うことが面倒、キャベツを切るのも面倒。そんな時は、スーパーやコンビニなどで売られている、袋に入った千切りキャベツがおすすめです。僕のキャベザップの始まりは、コンビニで売られている千切りキャベツでした。千切りキャベツの袋に「洗わずにそのまま食べられます」と書かれているのを見て、面倒くさがりの自分にもできるという理由から、キャベツを選びました。しかし、中にはコンビニで売られている千切りキャベツが、変色もせずに新鮮さをキープできているのは、体に悪い薬が使われているからなのではないか？　と心配される方もいらっしゃいます。

ここで、コンビニの千切りキャベツがどのように製造されているのかを、少しご紹介しましょう。スーパーやコンビニで販売されているカット野菜は、基本的に「洗浄↓大きくカット↓洗浄↓細かくカット↓殺菌↓洗浄↓水切り↓包装」という流れで製造されています。ここで心配されるのが、殺菌剤です。殺菌剤としてよく使用されているのは、次亜塩素酸ナトリウム（塩素系殺菌剤）という薬品で、微生物や菌を除去する役割があります。そしてこの次亜塩素酸ナトリウムは、「食品、添加物などの企画基準」を満たした国が認めた消毒剤です。（大量調理施設衛星管理マニュアル平成9年6月16日・厚生労働省より）安全性が高く、安心して食べることができます。また徹底した洗浄により、栄養が流れてしまっているのではないかと心配される方もおられます。確かに、水溶性の栄養素は流れます。そのためビタミンの栄養は減少しますが、全ての栄養素が無くなるわけではありません。

キャベザップで大切なのは、ラクをすること。スーパーやコンビニの千切りキャベツも、どんどん活用してください。もっと気軽にラクをして、必死に取り組む自分を解放しましょう。

「ダイエット」と聞いて連想する言葉とは

僕がダイエットセミナーをする時に、参加者に必ずやってもらうことがあります。それは、「ダイエットという言葉を聞いて、連想する言葉を書くこと」です。紙とペンを用意して、1分間で頭に浮かんだキーワードを書き出してもらいます。5個や6個の人もいれば、20個出てくる人も。次に上位3つを教えてくださいと聞いてみます。すると出てくる言葉は、「我慢」「リバウンド」「制限」「つらい」「甘いものは食べられない」などと、見事にすべてネガティブワードのみ。このように、ネガティブな言葉しか出てこないから、ダイエットが難しくなっているのです。

では、最後のほうに出てくる言葉には、何があるでしょうか。こちらも聞いてみると、「嬉しい」「モテる」「笑顔が増える」「水着が着られる」「自撮りしたくなる」「着られなくなった服が着られる」などと、ポジティブな言葉が出ています。ネガティブな言葉を出し切った後には、ポジティブな言葉が出てくるのですね。

それまでの人生で積み重ねてきた自身の失敗の経験や、ダイエットに苦しんでいる人を見てきた経験から、ダイエットに対するネガティブな言葉が、頭の中で積み重なっていることがわかります。ですが、誰もが根っこのところではダイエットに対してのポジティブな思いを持っているのです。そのことに気がついてください。自分の中にも、ダイエットに対してポジティブな印象があることに気がつけば、そこからは簡単です。

体は食べたもので作られ、脳は自分が吐いた言葉で作られ、それを思い込みます。ネガティブな言葉で作り上げた思い込みは、今日で終わりです。そして、自分の中にあるポジティブな言葉たちを、しっかり脳に刷り込みましょう。

そして、キャベツを食べてください。脳と体は、いつも繋がっています。ポジティブな言葉とキャベツで、ダイエットはどんどん楽しくなります。

僕はこうしてキャベザップを2年以上続けていますが、これだけ続けることができたのは、「習慣化」したからです。キャベツを食べ続けることを習慣化する。僕はよくこれを、「歯磨き」に例えます。歯磨きは、毎日1日3回やり続けていますが、飽きて止めてしまう人はいないと思います。キャベツを毎日食べ続けることが歯磨きのように習慣化すれば、飽きることも、止めようと思うこともありません。僕はすっかり歯磨きのようになっているので、「キャベツを毎日食べ続けられるなんて、すごいね！」と言われると、「歯磨きを毎日続けられるなんてすごいね！」と言われているのと同じ感じがして、不思議な感覚になります。歯磨きをどのように習慣化したのか、覚えていますか？　どうしてこんなにも何十年も毎日続けることができているのかを、考えたことがありますか？　私たちは、歯磨きを無意識でやり続けています。ただ毎日やり続けていくうちに、習慣化しました。僕にとってのキャベザップも同じです。毎日食べ続けているうちに無意識でやるようになり、2年以上続いています。

人間は、頑張ることよりも、ラクなほうにいくようにできています。毎日の歯磨きを、気合を入れて毎回頑張っている人はいないはず。キャベツを食べることも、頑張る必要はありません。ワクワクを大切にしながら、楽しく習慣化していきましょう。

第2章からは、キャベザップの嬉しい効果を具体的にお伝えしていきます。

Column

キャベツの歴史、ご存知ですか？

キャベツが日本に入ってきたのは、18世紀初頭の江戸時代に、オランダ人によって長崎に入ってきたと言われています。実は、最初は観賞用に栽培されていたんだとか。そう言われると、写真で見るキャベツ畑は大きな花を連想させて美しいですよね。そこから、明治時代に栽培が始まり、大正時代に品種改良が進められて、寒冷地に適することがわかったことで、北海道や長野県へと拡大していったのだそうです。

そう考えると、長い歴史を経て私たちは今の美味しいキャベツを食べているんですね。昭和に入る頃には、キャベツはすっかり日常の定番の野菜になりました。育てやすくて、年中食べられて、人の身体にも良いことだらけのキャベツは、野菜の王様かもしれませんね。

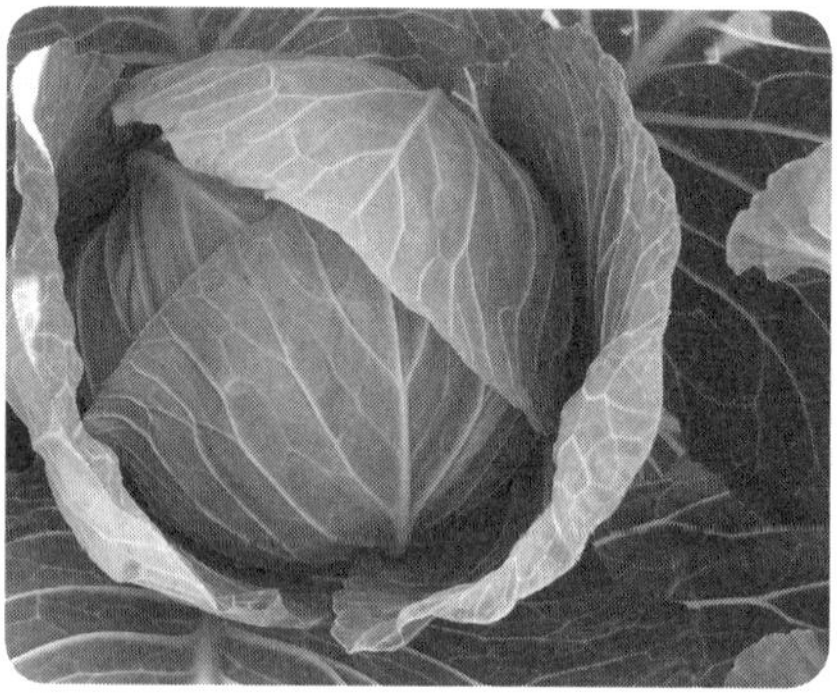

第2章

キャベツがくれる ダイエット以外の嬉しい効果

なぜキャベツダイエットだと無理なく楽しく我慢もせず続けられるのかをお伝えしました。この章では、ダイエットだけではない、キャベツの嬉しい効能についてご紹介します。食べ慣れているキャベツに、こんな効果があったのかと、きっと驚かれることでしょう。ますますキャベツを食べたくなることは間違いありません。ぜひ期待しながら読み進めてください。

血液がサラサラに、血圧も

「血液はドロドロよりサラサラが良い」ということは昔から言われていることですし、生活習慣病を予防するために、塩分の摂取量に気をつけているという人も多いと思います。しかし、いくら気をつけてはいても、ふだんの食生活から塩分を減らすことには限界があるでしょう。ここで、塩分の摂取量と同時に大切になるのが、塩分の排出をサポートする「カリウム」の量です。僕たち日本人が日々取るべきカリウムの量は、18歳以上の男性は3000ミリグラム、18歳以上の女性は2600ミリグラムと言われています（厚生労働省の日本人の食事摂取基準2020年度版による）。この数字を見れば、カリウムがどれだけ体にとって重要かがわかりますね。

日本人は高血圧の人が多く、厚生労働省の調べでは、3人に1人が高血圧だと診断されているそうです。原因は、主に塩分の摂り過ぎ。塩分を減らすことと、カリウムをしっかり摂ること。どちらも意識することが大切なのです。

そこで、キャベツの出番！　キャベツには、多くのカリウムが含まれていて、キャベツの外側の大きな葉、約2枚分に相当する100グラムには、カリウムが200ミリグラム含まれています。キャベザップを継続するには、1日300グフムのキャベツを食べることを推奨していますから、必然的にカリウムも摂れることになります。

ここで、キャベザップCLUBのメンバーで、キャベツを食べ続けることにより、血圧の数値が改善した方を紹介しましょう。菱沼毅さんは、キャベザップを始めて2

か月後に、血圧の数値が149から125にまで落ちました。同時に体重も5キロ減りました。菱沼さんがキャベザップを始めた理由は、痩せるため。ですから、血圧の数値が落ちたことは本人にとっては嬉しいサプライズとなりました。病院では医師からも驚かれ、3年間飲み続けてきた血圧の薬も飲まなくてよくなりました。薬を飲み続けても変わらなかった血圧の数値と体重が、キャベザップを実践することにより、たった2か月で大きく変化したのです。

血圧を下げることは、ただ塩分を少なくすればいいということではないことがわかる例ではないでしょうか。どのように下げるのか？　が大事で、いきなりたくさんの量のキャベツを食べる必要はありませんが、意識して食べることで、血液はサラサラになることを覚えていただければと思います。

また、高血圧だけではなく糖尿病の患者数の増え方も深刻で、日本では現在約1000万人が糖尿病の予備群と言われています。この原因のほとんどが、炭水化物

糖尿病の総患者数

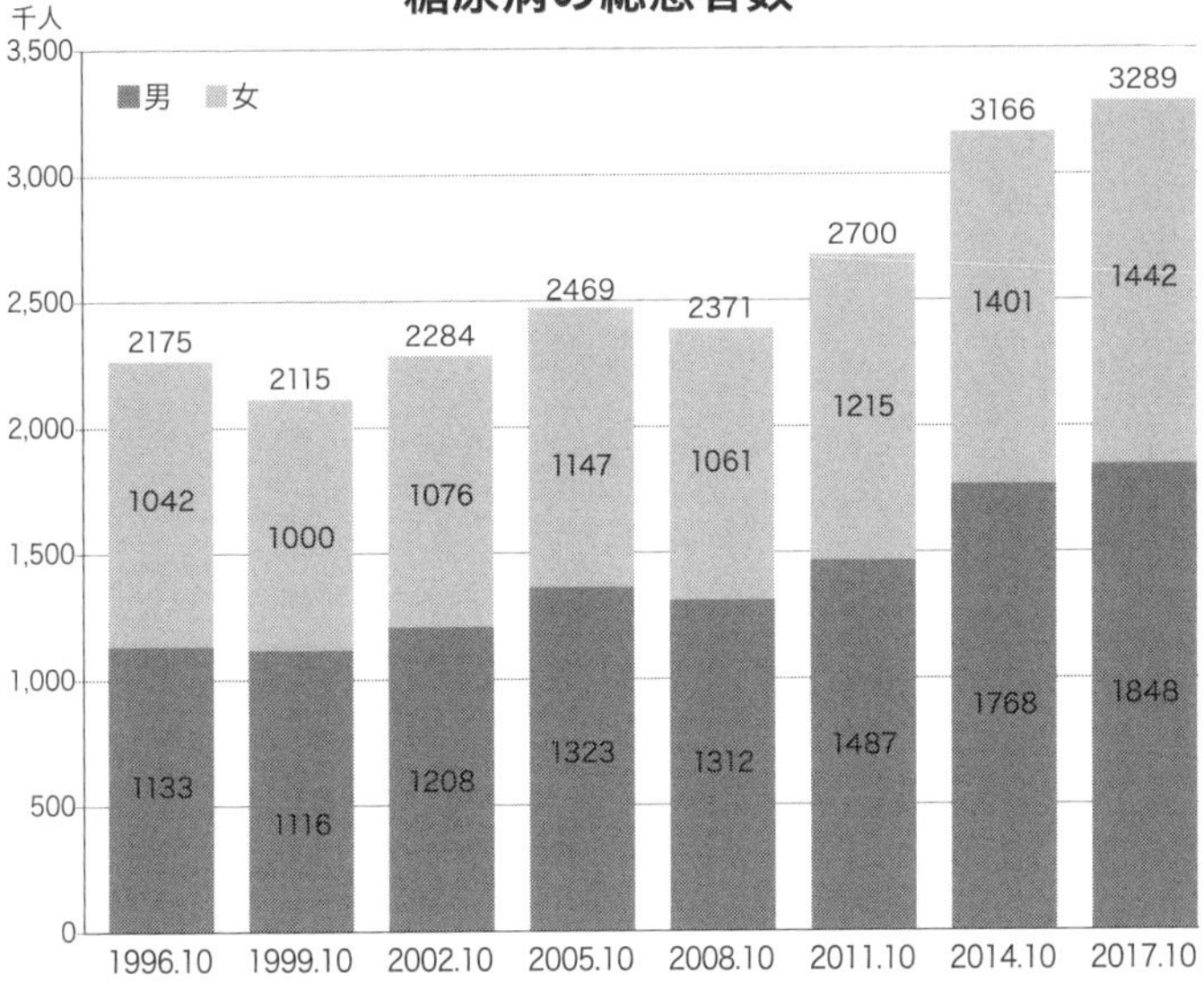

（注）総患者数とは調査日に医療施設に行っていないが継続的に医療を受けている者を含めた患者数（総患者数＝入院患者数＋初診外来患者数×平均診療間隔×調整係数（6/7））。2011年調査については東日本大震災の影響により宮城県のうちの石巻医療圏、気仙沼医療圏及び福島県を除いた数値である。
（資料）厚生労働省「患者調査」

の食べ過ぎです。炭水化物には糖質が含まれており、日本人の多くは1日3回の食事のほとんどに炭水化物（米、パン、麺類など）を多く摂取しています。

しかし、僕の場合は違います。主食がキャベツであり、ご飯は副菜です。世間一般では、ご飯が主食で野菜は少し付いている形になっていますが、僕は逆です。主食でキャベツをしっかり食べて、ご飯は添える程度。ここが、大きなポイントです。

文部科学省のデータによると、100グラムのキャベツには、1・8グラムの食物繊維が含まれています。しかも、キャベツに含まれる食物繊維は不溶性食物繊維で水に溶けないため、お腹の中に溜まりやすく腹持ちがいいです。キャベツを食事の最初に食べることで、この不溶性食物繊維が腸の中で溶けずに待ってくれます。そこに糖質であるご飯や小麦などが入ってくると、不溶性食物繊維が糖質を包み込んだ状態となるので、腸で糖が吸収されるスピードがとても穏やかになるのです。これは、飴玉の中に梅干しが包まれているのをイメージしてもらうとわかりやすいでしょうか。外側の飴玉がゆっくり溶け出し、そこから梅干しの酸っぱさが出てくるイメージです。キャベツを食べることで、穏やかに糖質が腸に吸収されていくのです。

僕は現在、健康診断では数値がどれも正常です。僕の年齢（53歳）だと、何かしら体調に問題がある人が多いらしく、医師からは毎回驚かれています。その度に僕は誇らしく「キャベザップCLUBの代表で、いつもキャベツを食べているからです！」

と話しています。

胃腸を整え、便秘の解消

キャベツには、胃酸の分泌を抑え、胃腸の粘膜の新陳代謝をあげるビタミンUが含まれています。しかもこの栄養素は、キャベツにしか含まれていません。通称、キャベジンです。そんな名前の薬があることをご存知の方も多いのではないでしょうか。キャベジンを飲むなら、キャベツを食べたほうが絶対にいいですよね。

また、日々の食事で積極的に食べたい肉や魚。これらの食材には、タンパク質が含まれています。タンパク質は胃で消化される際、胃に負担をかけてしまいます。しかし最初にキャベツを食べておくことで、キャベツに含まれるビタミンUが胃への負担も軽減してくれます。胃腸の粘膜を強くしたり、荒れた胃の壁を正常に整える効果があることもわかっています。胃腸に良いことが最も早く、わかりやすく目に見える効果は、「便秘の解消」です。キャベツには、水溶性の食物繊維と不溶性の食物繊維がバランス良く含まれています。水溶性の食物繊維は、腸内細菌のエサになります。そして不溶性の食物繊維は水に溶けにくいため、腸内を掃除します。この2種類の食物繊維の働きにより、キャベツを食べることで便秘が解消されるのです。

この便秘解消については、キャベザップCLUBのメンバーからも嬉しい声をいただいています。便秘が解消されただけでなく、きれいなバナナ状の便が出るようになった人や、便やおならの匂いが臭くなくなったという人も。また長年、便秘の薬を飲んでいた人が、飲まなくても快適に便通が良くなったと話されていました。

早い人では、キャベザップを真面目に2週間続けると結果の出ることが多いようです。健康的に痩せたい人もそうですが、便秘で悩んでいる人も、まずは食前キャベツを始めてみませんか？　そしてキャベツを食べることで、腸が整ってお通じが良くなり、徐々に痩せていくのです。

便秘の解消

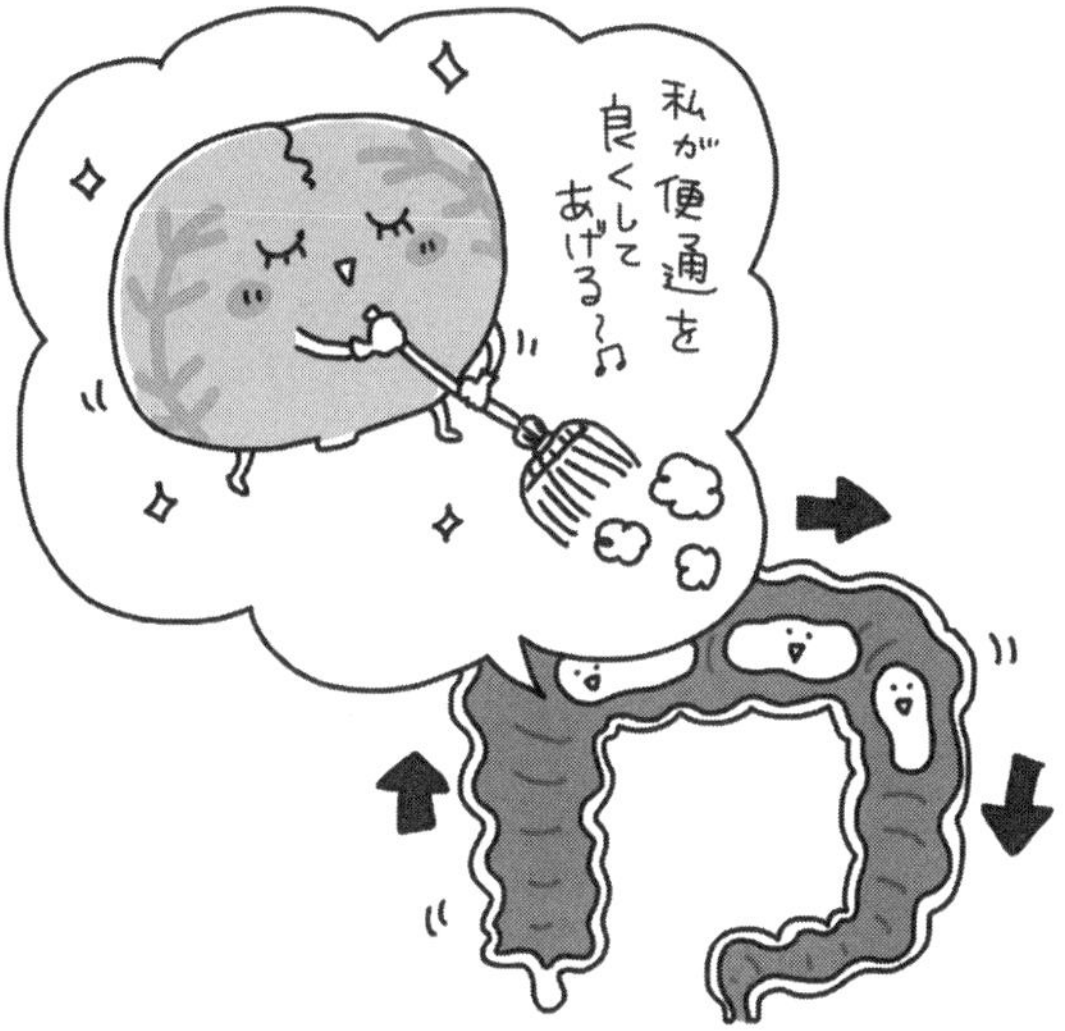

さらにキャベツを食べて腸内環境が良くなることで、もう1つの嬉しい効果があります。

それは、心が落ち着くということです。気持ちを安定させる、やる気を起こさせるなどの働きがある、脳内の神経物質セロトニン。このセロトニンの98％は、腸で作られています。そのため腸内環境が整うと、セロトニンの分泌量が上昇しメンタルが安定するのです。

僕の場合、2年以上キャベツを食べ続けているおかげで、ずっと幸せです。僕自身が過去に太っていたことにより、今は多くの方の力になることができています。そして様々な出会いがあったおかげで、本を出版することにまでなりました。日々の幸せに、感謝しない日はありません。このようにメンタルが安定することで、自律神経が整います。自律神経は自分の意思でコントロールすることができないので、キャベツを食べていれば安心！　そう言い切れてしまうほど、キャベツの効果は絶大です。

お肌もきれいに美しく

キャベツには、まだまだ嬉しいパワーがたくさんあります。キャベツに含まれるあらゆる栄養素は、私たちの体に様々な働きをします。

まず、肌の老化に大きく影響を与える2つの現象、糖化と酸化について説明しましょう。糖化とは、私たちが食事から摂取した糖質が、体内のタンパク質や脂肪などと結びつき、細胞などを劣化させる現象のことを言います。肌を構成しているタンパク質に、コラーゲンやエラスチンがありますが、これらが糖化により劣化することで、肌のシワやしみ、くすみとなって現れます。肌のくすみは、細胞が糖化して表皮細胞が茶色く変色するためです。

糖化を減らすには、糖質をどれくらい、どう摂取するかがカギ。ふだん「糖化」「酸化」などと気にせず食事をしている人も多いでしょうから、そこでキャベツなのです。キャベツを食べれば、糖質の摂取量が大幅に減らされることがわかっています。肌の細胞の劣化や変色は、キャベツで防ぐことができるのです。

次に、酸化について説明しましょう。酸化とは、何かしらの物質と酸素が引っ付く現象です。例えば、私たちの身の回りでも起きている「錆び」は、酸化によって現れます。りんごの切った部分が茶色くなることや、ゴボウが黒くなることも酸化です。酸化は体内の細胞を傷つけ、老化を促進するのですね。ふつうに生活していても酸化は起こってしまいますから、日々の生活の中で酸化を防ぐことが、とても重要になってきます。実は、キャベツには抗酸化作用が高いと言われているフィトケミカル、イソチオシアネート、ポリフェノールなどが含まれています。またムラサキキャベツには、アントシアニンも含まれています。キャベツの栄養素に驚くばかりではないでしょうか。

先ほどもお伝えしたように、キャベツは便秘を改善する効果がとても高いです。キャベツを食べることにより、腸内環境が整うからです。ということは、便秘により起こってしまう肌荒れも改善してくれるということ。肌荒れは、腸内の悪玉菌が増えて血液中に毒素が吸収されることで起こりますから、キャベツを食べることで腸に善玉菌が増え、肌荒れを改善し、いま肌荒れしていない人なら、そもそも肌が荒れることがなくなります。

さらに、腸内環境が良くなることで血行が良くなりますから、水分や栄養素が皮膚の表面までしっかり届けられ、肌の水分量がより良い状態となります。それは、赤ちゃんのようなみずみずしい肌になれるということです。赤ちゃんのような肌に欠かせないものが、もう1つ。それは、コラーゲンです。コラーゲンの量が多ければ、肌が潤います。

このコラーゲンを作るのに欠かせないのが、ビタミンCです。キャベツには、ビタミンCも豊富に含まれています。ビタミンCだけではありません。ビタミンB群も豊富です。ビタミンB群は、皮膚の細胞の再生の手助けをしますから、皮膚の免疫力を高め、肌の健康を保ちます。

日焼けを防止したり、シミの原因となるメラニン色素の生成を抑える働きもあり、老化を予防して美しい肌を作るために欠かせない栄養素です。

また、ビタミンCとビタミンB群にはもう1つ、肌に大切なサポートをする働きがあります。乾燥による肌荒れや、紫外線によるメラニンの増加によるダメージなどは、肌の表皮細胞が生まれ変わることである「ターンオーバー」が、正常に行われることで改善されます。キャベツに豊富に含まれるビタミンCとビタミンB群は、ターンオー

ターンオーバー

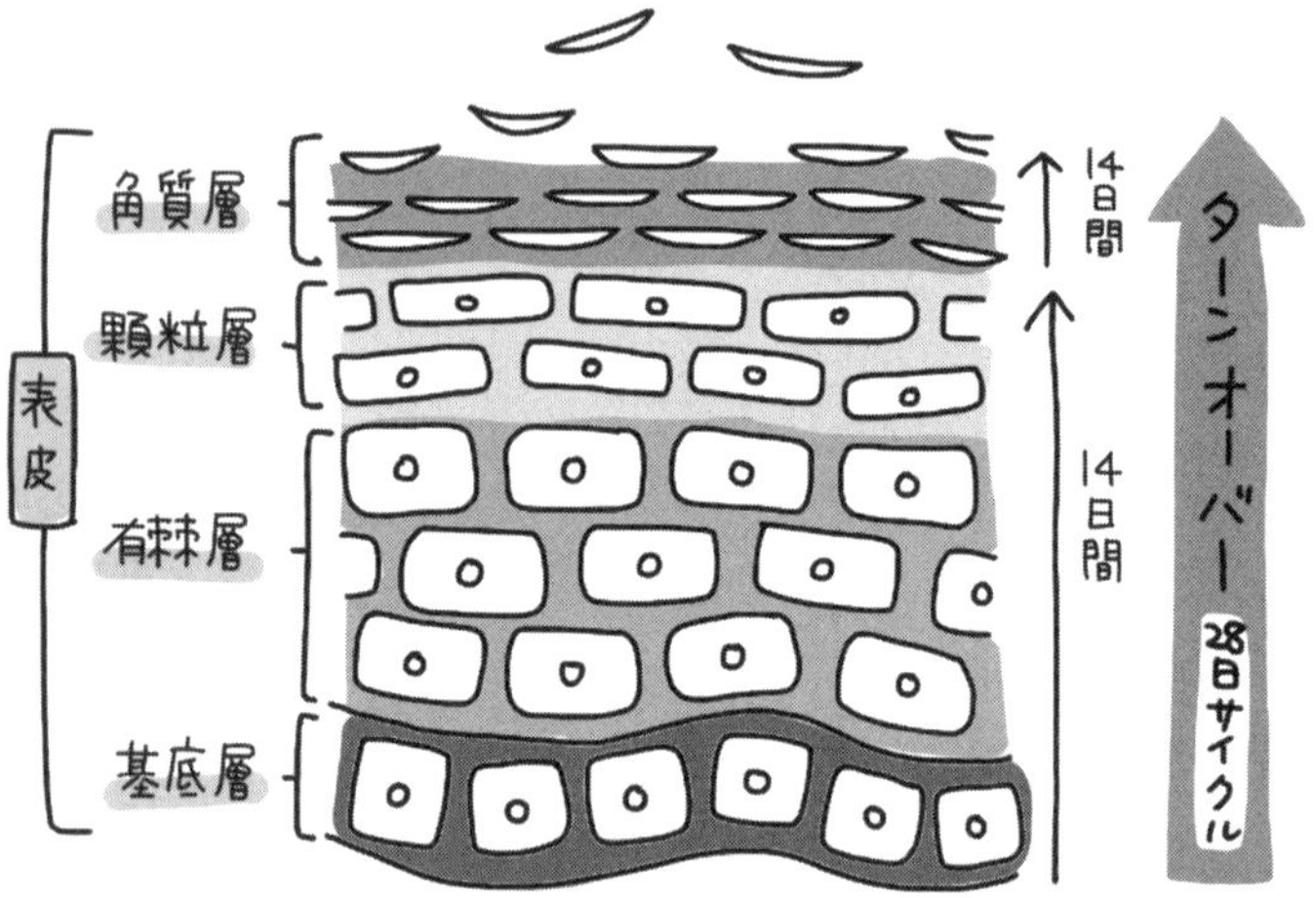

ターンオーバーは、皮膚組織の一番上の表皮で起こる細胞の生まれ変わりのこと。通常では28日サイクルで細胞が生まれ変わる。ビタミンが不足すると28日サイクルが乱れ、肌に悪影響を与える。

バーをサポートします。

キャベツの美容効果と美肌効果が伝わったでしょうか。キャベツのあらゆる栄養素の働きにより、肌にツヤが出て、シワやたるみがなくなるなんて、嬉しくなりますよね。

実際にキャベツを食べていただいて、効果を実感していただきたいと思います。

髪もツヤツヤ美しく

キャベツの美容効果は、肌だけではありません。なんと髪にも嬉しい変化をもたらします。先ほどお伝えした糖化と酸化は、髪にも大きな影響を与えます。白髪や薄毛の原因の1つは、髪を作るのに必要な毛母細胞が衰えること。糖化が毛母細胞の衰えに繋がっているのです。ここでも、やっぱりキャベツ。キャベツを食べることで糖化を防ぎ、毛母細胞の衰えを抑制してくれます。

そして酸化は、頭皮を衰えさせます。頭皮を若々しく保つには、キャベツに多く含まれる抗酸化作用が重要となります。またキャベツに多く含まれるビタミンCも、髪に重要な働きをします。毛母細胞の周りには、たくさんの毛細血管が通っていますが、この毛細血管はコラーゲンでできています。このコラーゲンを作るには、ビタミンCが必要。キャベツを食べることで毛細血管を丈夫にし、血行を良くします。それによ

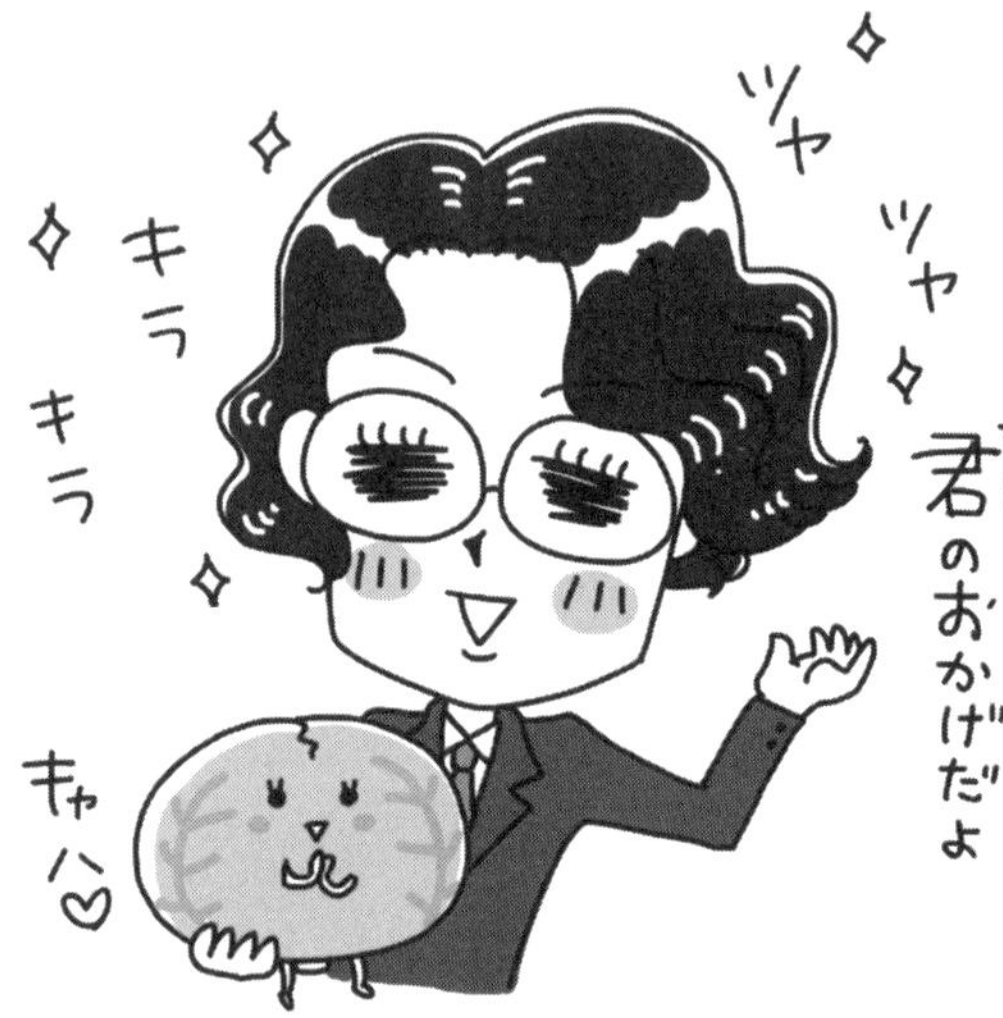

り髪を作る毛根にしっかり栄養が届くことで、抜け毛の予防もできます。

さらに、キャベツに豊富に含まれているビタミンB6も、育毛には欠かせません。髪の毛を作るには、ケラチンというタンパク質やアミノ酸の代謝が必要です。この代謝に必要なのがビタミンB6で、細胞の再生をサポートしてくれますから、髪の毛の成長に欠かせないのですね。またビタミンB6は、皮脂量をコントロールしてくれます。抜け毛の原因の大きな1つは、皮脂の分泌量が多すぎること。しかしここで、皮脂を気にして洗浄力が高すぎるシャンプーを使用すると、今度は逆に皮脂が少なくなり頭皮を守る働きができなくなります。これをビタミンB6が、皮脂の分泌量を適切にコントロールしてくれるのです。

がんを防ぐ効果

生きている以上、がんになりうる細胞は誰もが持っています。ふだんは正常な状態の細胞が何かしらの要因で傷つき、再生される際に間違いが起こることで、がんになると言われています。発がん性物質や、ウイルスによって起こる場合もありますが、その他にも細胞の酸化や糖化によっても起こります。すでにお伝えした通り、キャベツには抗酸化作用がありますし、糖化も防ぎます。

アメリカの国立がん研究所が発表している、がんを予防する食材を「デザイナーズフーズ」と言います。この食材一覧がピラミッド状になっており、予防効果が高いものほど上に位置します。この「デザイナーズフーズ・ピラミッド」の上位に、キャベツがあります。にんにくに次いで、第2位です。この「デザイナーズフーズ・ピラミッド」の上位に、主食である米は入っていません。

がんになる原因である、細胞へのダメージ。これを防ぐために必要なのは、抗酸化作用です。キャベツには、抗酸化作用を持つフィトケミカルなどが多く含まれています。これにより酸化と糖化を防ぎ、がんをしっかり予防します。

デザイナーズフーズ

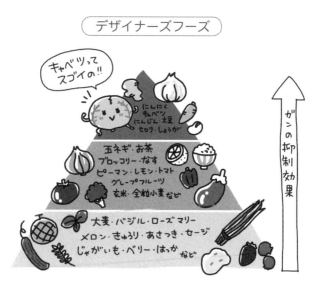

美容にも健康にも良いとされるキャベツ。ダイエットだけに良いのではないことを、お分かりいただけたかと思います。もう、すぐにでもキャベツを食べたくなったのではないでしょうか。次章からは、美容と健康とダイエットのために、正しいキャベザップの方法をお伝えしていきます。楽しみに読み進めていただければ嬉しいです。

キャベザップ体験談

その1

菊地　比呂子さん（岩手県在住　40代）スタート時62キロ

健康診断を受けた際に、コレステロール値が高いことが発覚。その頃タイミングでキャベザップに出会い、コレステロールの数値を改善しようと始めました。体型は少しふっくらしている程度で、自分自身はさほど気にしていたわけではなかったのですが、キャベザップを続けていると、まず体調が良くなっていくのを感じました。体を動かす際にも、体が軽くなったのを感じます。また、以前にサイズオーバーして着られなくなっていた洋服が着られるようになりました。キャベザップは、続けているという意識がないまま続けることができます。無理なく自然に続けられたおかげで、830日以上続いています。体重は、半年間で10キロ減りました。

その2

森田 薫さん（宮城県在住 30代）

以前からキャベザップの存在は知っていましたが、友人がキャベザップでダイエットに成功した話を聞き、改めてその簡単さと効果に驚き、自分も始めました。キャベザップは、とにかく簡単で、無理なく続けることができます。しかも1日やり忘れても、その翌日から再開すれば問題ありません。キャベザップを始めて良かったことは、昼食後の眠気に困っていたのに、眠気とだるさがなくなり、午後も快適に過ごせるようになったこと。また、3年以上どれだけ頑張っても1キロも落ちなかった体重が、1か月で3キロ落ちました。

キャベザップを始めたことにより、私だけでなく夫も食事に対する意識が変わりました。夫は、単身赴任先でもキャベツを食べています。

体験談

その3

山田 治さん（岩手県在住 50代）スタート時の体重82キロ

健康診断を受けた際に、高血圧とメタボリックシンドロームについて医師から指摘されました。その3週間後、妻からキャベザップについて聞きました。ちょうど食生活を改善したいと思っていたので、その日から家族そろって食前キャベツを始めました。

最初は、千切りキャベツにノンオイルドレッシングをかけて食べていました。その後、レンジで温めたり、焼いたり茹でたりするようにもなりました。このように食べ方や味付けが豊富なため、飽きずに続けることができました。

30日後に体重を測った時には、2キロも減っていました。それだけではなく、血圧の下の数値が110から90にまで下がっていて驚きました。キャベツを先に食べるだけで結果が出るので、これからも続けていけます。

第3章

食前キャベツ＆好きなおかずで、美味しく満腹ダイエット！

キャベツの美容と健康の大きな効果に、驚かれた方も多いでしょう。「キャベザップを始めよう！」と、思っていただけたでしょうか。この章では、キャベザップにどう取り組めばうまくいくか、ラクに楽しく、そして正しく取り組んでいただく方法をお伝えします。

ダイエットの敵?!　糖質とは

まず、ダイエットの基本は、食事に含まれる「糖質」とどう向き合うかから始まります。

「糖質制限」という言葉も、聞き慣れるようになりましたね。ただ、「糖質制限」と聞くと難しい印象を持ちませんか？　糖質と言えば、米や小麦、麺など、日本人の主食で好きなものばかり。大好きなものを食べられないなんて、とてもつらく感じてしまいます。本当に糖質はダイエットの敵なのか？　ここでは、糖質についての考え方をお伝えしましょう。

最初に質問です。お茶碗1杯150グラムのご飯に含まれる糖質量は、角砂糖で表すと何個分になるでしょうか。答えはなんと、14個です。目を閉じて、イメージしてみましょう。お茶碗1杯の白ご飯。その中身が、白ご飯ではなくて角砂糖14個だったら？　では次に、ご飯茶碗に入った14個の角砂糖を、頭の中で実際に食べてみてください。……飲み込めましたか？　飲み込む前に、一瞬ブレーキがかかる人が多いのではないでしょうか。白ご飯なら美味しく食べられるのに、角砂糖となると食べられなくなる。これは当然のことで、誰もがご飯をご飯としか思っておらず、14個の角砂糖だとは考えていないからです。

では、もう一つ質問です。新米の炊き立てご飯を口にした時に、「幸せだなぁ」と感じる人は多いでしょう。ですが先ほどのイメージの中で、お茶碗に入った角砂糖を口にした時はどうでしたか？　幸せでしたか？　幸せだと感じるのも感じないのも、全ては脳のイメージによるもの。ならば、イメージを変えていきましょう。ここで大切なのは、「角砂糖14個分を食べているのだ」と、ハッキリと認識することです。

他に主食としている食べ物も、どれも角砂糖に置き換えることができます。朝食で食べる食パンは、1枚で角砂糖8個分。昼食で食べるうどん1玉は、なんと角砂糖14個分で、お茶碗1杯のご飯と同じで糖質量が高いです。このように、脳の中で角砂糖に置き換える習慣を身につけていきましょう。

この話をすると、「主食（炭水化物）を食べるなと言っているんだな」と思われるかもしれませんが、そうではありません。ご飯を完全に抜く必要もありません。あなたが、ご飯をどれくらい食べたいのか、どれくらいの期間で何キロ痩せたいのか。それぞれの希望と生活に合わせた、「キャベザップ実践編」を3パターンお伝えします。

①　1年間で2～3キロ　ゆっくり痩せたい人へ

ご飯大好き!　ご飯は毎日食べたい!　そんな人に、おすすめの方法です。1日3食、ご飯は食べ続けて良いですが、食事の際は必ず最初にキャベツを食べます。それを守りながら、ご飯の量をお茶碗3分の2の量にします。これだけで確実に成果は出ます。今すぐ見た目が大きく変わるということはありませんが、ゆっくりと理想体重に近づき、安定します。また、今の体重をキープしたいという人にとってもおすすめの方法です。

②　半年で6キロ　無理なく痩せてキープしたい人へ

半年で6キロ体重を減らすということは、1か月で1キロ。これは、それほど難しくはありません。あまりにストイックにやるとリバウンドする人が多いですが、このペースだとゆるく続けることが可能です。理想体重まで落とすことができたら、それ以上は減り続けることはなく、キープするのみとなります。

こちらのパターンでも、もちろん食前キャベツは絶対です。そこで、ご飯の量は半分にしましょう。ご飯だけでなく、パン、そば等の炭水化物の量も半分にします。食パンは半分、ラーメンなら麺の量を半分にします。「お腹がすくかも？」なんて心配の必要はありません。キャベツを食べると、とても腹持ちが良いのです。食前キャベツをすれば、満腹度が変わりますから、キャベツの後に食べる炭水化物の量を半分にすることは難しくないでしょう。

③３か月で3〜5キロ　すぐに結果を出したい人へ

こちらも、食前キャベツは絶対です。変わるのは、炭水化物の摂り方です。すぐに結果を出したい人には、２つのパターンから選択していただきましょう。

１つ目は、「平日は炭水化物を摂らないけれど、週末はＯＫ」というパターン。週末には家族で外食を楽しんだり、友達に誘われて出かけたりという予定が入る場合があると思います。僕は、週末にはお寿司も食べますし、ラーメンやチャーハンも食べています。ただし、最初に野菜を食べることを忘れてはいません。回転寿司へ行けば、まずはサラダを3つ注文、それを食べ終わってからお寿司を食べ始めます。居酒屋へ行っても、野菜を注文して先に食べます。炭水化物は摂りますが、最初に野菜を食べることは欠かしません。外食先では、食前野菜、これは必ず守ってください。

2つ目は、「平日もご飯は食べるけれど、朝だけにする」というパターン。ご飯を1日に1杯だけにしますが、その際は朝が一番効果的です。炭水化物、糖質の摂取量は、1週間の合計で考えましょう。3か月間、全く炭水化物を食べないというのは厳しいですし、それはおすすめしません。ですが、1週間の中でどのように炭水化物を食べるのかを決めれば、3か月で結果を出すことができます。

キャベザップ実践編（1）　キャベツのことを知ろう！

キャベザップでは、それぞれの目的や暮らしによって、やり方や期間を設定することができます。

しかしダイエットを始めようと思った時の状態や、生活習慣が人それぞれ違うため、結果の出方、見え方もみんな違います。元々あまり太っておらず、食生活にも気を配っていた人と、病気を心配するほど太っていて、ふだんから食べたいだけ食べていた人とでは、当然ながら同じやり方でも成果は異なります。食べているもので体は作られているということを、常に意識してください。

まずあなた自身の現状の体重、そして生活習慣を振り返っていただいて、どのパターンを実践するかを決めていただければと思います。

食感を楽しむキャベツの切り方

キャベツの食感を楽しむ？　どういうこと？　と思いましたか？　キャベツと言えば、野菜炒めの角切り、トンカツの横に乗っている千切りを思い浮かべる人が多いかもしれませんね。ですが、キャベツの切り方を工夫することで、味や食感も変わり、最適な料理がわかるようになります。キャベツの切り方による食感の変化を楽しんでいただきたいので、いくつかキャベツの切り方をご紹介します。あらゆる切り方を活用することで、キャベツを飽きることなく食べ続けられますから、キャベツの楽しみ方を広げてください。

①千切り

キャベツの切り方で真っ先に思い浮かべるのが、千切りでしょう。スーパーやコンビニエンスストアで売られている袋入りのキャベツも千切りです。

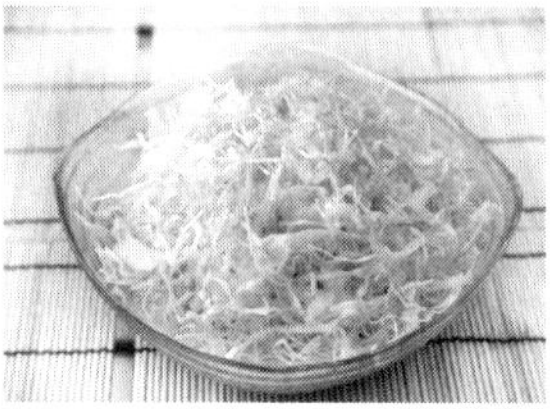

キャベツを切る際は、一定方向に、できる限り細く切りましょう。千切りの良さは、熱を与えずに生で食べられること。ビタミンを多く摂取することができます。千切りにされたキャベツは口に入れやすいですし、食感はシャキシャキと音がして噛みごたえがあります。

千切りは焼いたり煮たりしてしまうと、形がなくなってしまうので、生で食べるのが一番。また、切るのに手間がかかるイメージがあると思います。ですから、千切りをするための便利グッズを活用して、手間を大幅に減らしましょう。便利グッズについては、後ほど紹介します。

②細切り

千切りが3ミリほどの細さであるのに対し、細切りは1～2センチ程度の細さで切ります。そのため、千切りとは歯ごたえが異なります。新たな食感を楽しんでください。キャベツの葉を剥がして重ね、数枚を重ねて丸めた状態で切りましょう。固めの食感

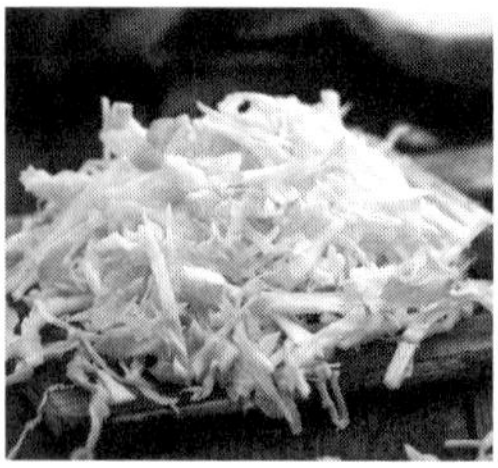

を楽しみたい時には、繊維に沿って縦に切ります。反対に柔らかい食感を楽しみたい時には、繊維を断ち切るように繊維に対して横向きに切ります。

うどんやラーメンなどの麺類には、細切りキャベツを入れるのがおすすめ。千切りキャベツを入れると見えなくなってしまいますが、細切りなら食感、「噛む」ことを楽しめます。あごをしっかり動かすことで咀嚼筋を使い、顔の表情が動くため、脳にも良いと言われています。

③ざく切り

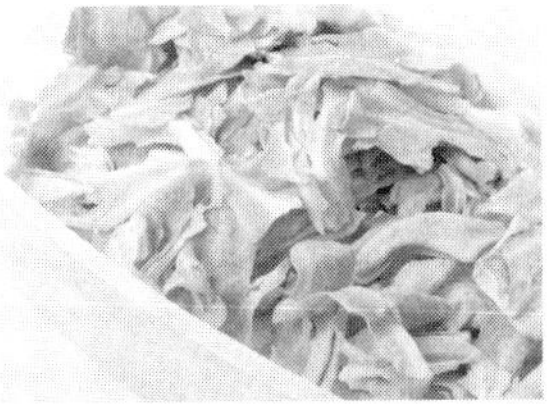

ざく切りは、炒め物などで存在感を残したい時におすすめです。キャベツの葉を剥がして平らに置いて重ね、そこから3～4センチの幅で四角く切ります。あまり小さく切り過ぎないようにしましょう。回鍋肉や野菜炒めに最適です。ざく切りしたキャベツでは、キャベツの存在感が際立ち、1つの「具」としてキャベツの味、甘みをしっかり味わうことができます。

④色紙切り

馴染みのない名前かもしれませんが、様々な料理で活躍しています。代表的なのは、コールスロー。スープの具材にも最適です。切り方は、まずは細切りの要領で1センチから2センチの幅に切ります。次に方向を変えて横向きにまた1センチから2センチの幅に切りましょう。小さく切りますから、味が染みやすいのが特徴です。

僕がキャベザップCLUBのメンバーにおすすめする「色紙切りキャベツの活用法」をお伝えします。いつもならそのまま食べていた冷凍チャーハン。今までなら200グラム入りの冷凍チャーハンをそのまま温めていたところを、100グラムにして、そこにキャベツを入れて炒めてみませんか？　半分の量のチャーハンにキャベツを入れることで量が増し、1回分の冷凍チャーハンを2回楽しむことができます。また、お米の量が減りキャベツを食べられることで、糖質の量が大きく変わり、

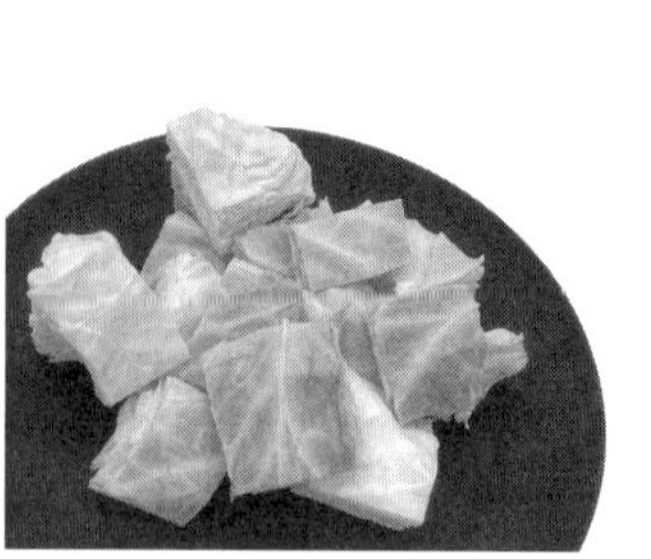

ダイエットにつながります。

⑤みじん切り

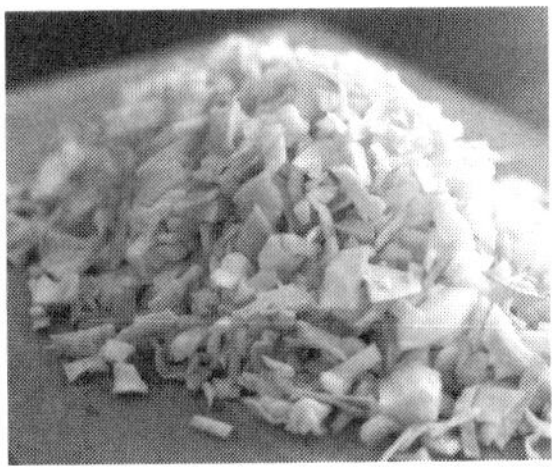

できる限り細かく刻むことにより、食感を感じさせない切り方で、ハンバーグや餃子に混ぜられます。また、煮込んでしまえば存在に気がつかないので、カレーに入れるのもおすすめです。野菜嫌いのお子さんたちも、キャベツが入っていることに気づかないまま食べることができますよ。また、見た目にもご飯粒のようなので、そのままご飯の代わりにすることも可能です。ぜひ試してみてください。

ちなみに、僕はヨーグルトにも入れています。ヨーグルトはとても柔らかいので、通常は噛み締めることはできません。そこでキャベツのみじん切りを入れることで、「噛むヨーグルト」ができ上がります。不思議なことに、味はヨーグルトのみ。新食感のヨーグルトです。さらに、ヨーグルトは発酵食品なので、ヨーグルトとキャベツの組み合わせは、腸内環境に最適です。みじん切りには、「みじん切りチョッパー」がおすすめ。簡単にキャベツをみじん切りにすることができます。「みじん切りチョッパー」については、後ほど詳しくご紹介するので、楽しみにしていてください。

キャベツが長持ちする保存方法

キャベツは、野菜で生ものです。保存方法が正しくないと数日すれば茶色く変色し、味も変わってきてしまい美味しくありません。キャベザップを行うにあたり、まずはキャベツを自宅で長持ちさせる方法を覚えておきましょう。

キャベツには、多くの水分が含まれています。キャベツを長持ちさせるには、湿気をうまくコントロールすることが大切。そのために、まずは新聞紙を湿らせ、キャベツをくるみましょう。キャベツは呼吸していますから、この方法でキャベツから出る

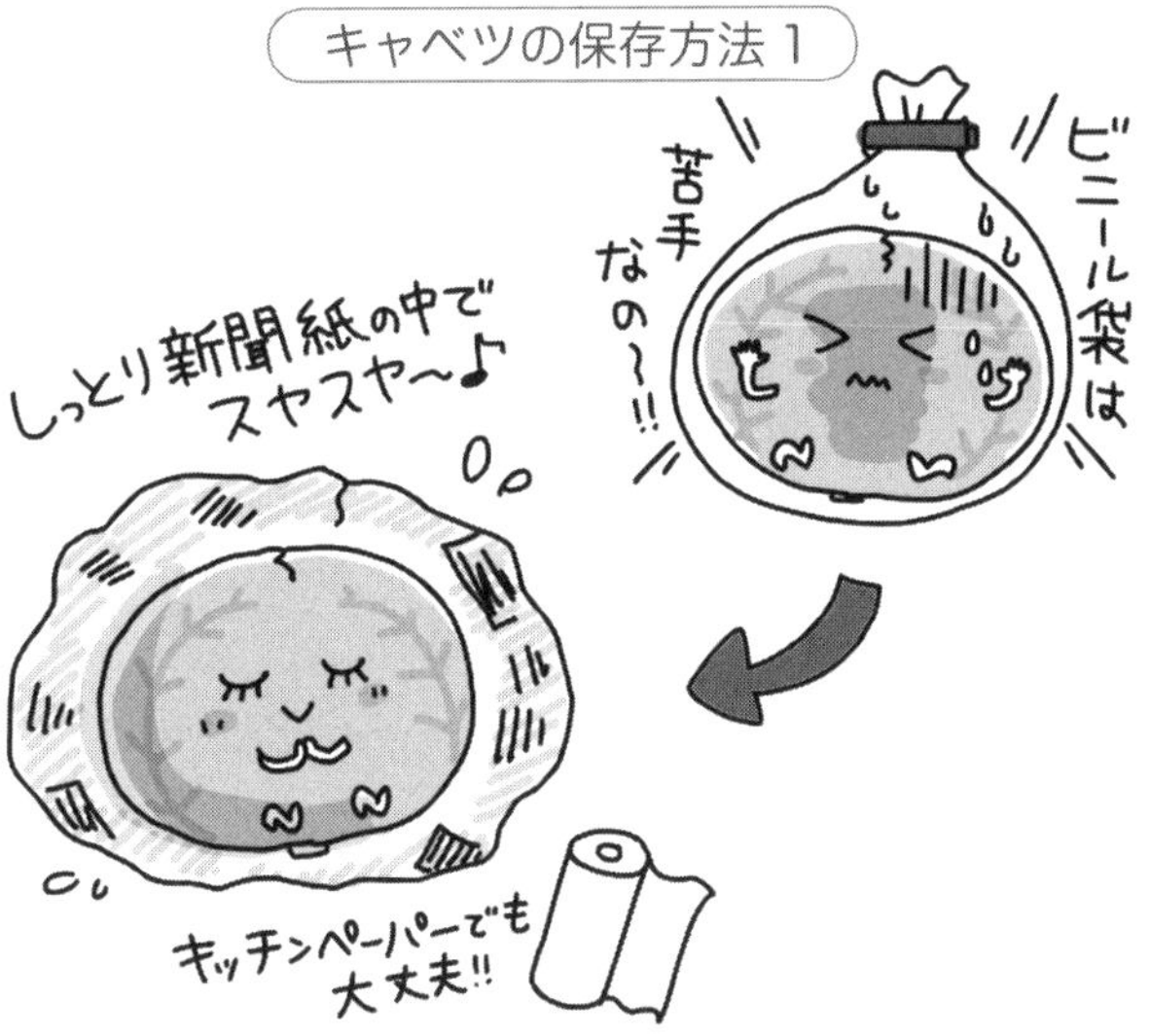
キャベツの保存方法1
ビニール袋は
苦手なの〜!!
しっとり新聞紙の中でスヤスヤ〜♪
キッチンペーパーでも大丈夫!!

水分を逃さず、湿度を調整することができます。これを、新聞紙にくるまないでビニール袋に入れたり包んでしまうと、ビニールに水分がついてしまい、ビニールの表面に水が溜まります。これが、キャベツを腐敗させる原因となるので注意しましょう。新聞紙が家にない場合は、キッチンペーパーで代用できます。濡らした新聞紙でくるんだ後は、ビニール袋に入れます。キャベツは大きいので、丸ごと入れられるサイズのものが必要です。スーパーのポリ袋など、適したサイズのものを用意してください。そして、野菜室に保管します。大きなキャベツは場所

キャベツの保存方法2

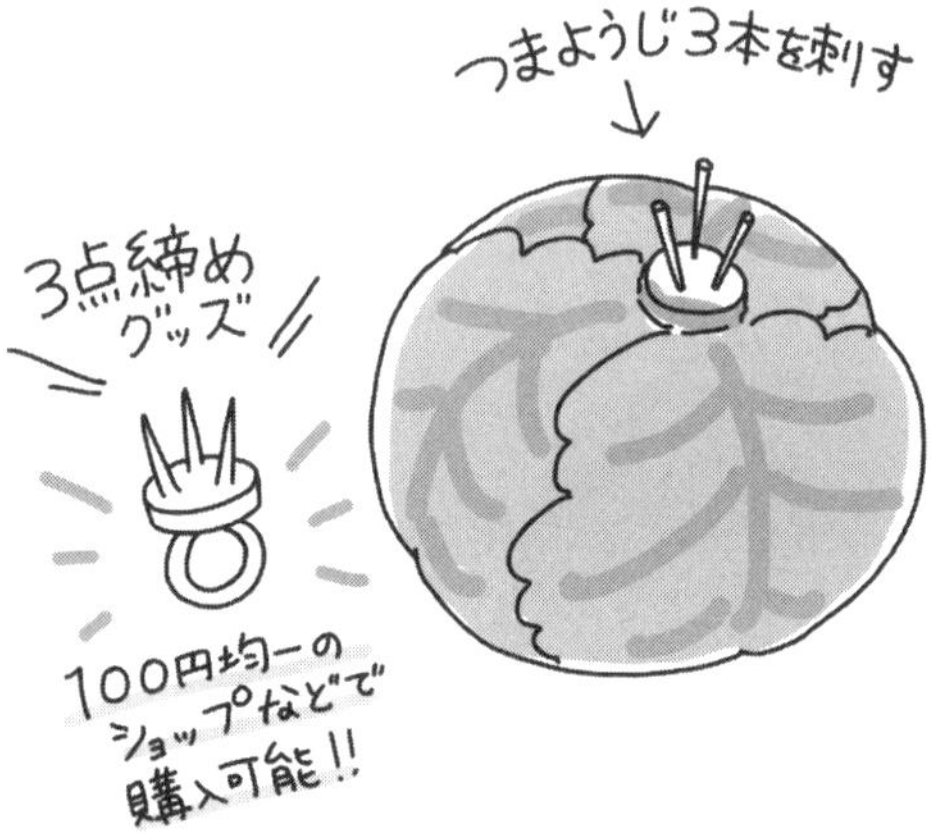
つまようじ3本を刺す
3点締め
グッズ
100円均一の
ショップなどで
購入可能!!

を取るので、スペースが確保できるよう気をつけてくださいね。

また、「3点締め」という方法があります。これは、キャベツの根っこの部分にある「成長点」につまようじを刺し、キャベツの成長を止める方法です。100円均一ショップのダイソーでは、キャベツの3点締め専用のピンが販売されています。3点締めをしなくても、新聞紙とビニール袋を用いた方法で2週間ほどは持ちますが、キャベツには賞味期限が記載されていませんから、できるだけ長く新鮮な状態で食べられるよう工夫しましょう。

キャベツを摂取する時の3つのポイント

キャベツをより効果的に、美味しく、そして迷うことなく簡単に食べられるよう、押さえるべき４つのポイントをご紹介します。

①ドレッシングの選び方

サラダと言えば、ドレッシング。様々な味のドレッシングがありますが、そもそもドレッシングの言葉の意味をご存知でしょうか。ドレッシングは、パーティーなどで着る「ドレス」から来ています。つまり、「野菜を着飾る」ということ。この意味を知っているだけで、野菜にドレッシングをかける時間が、より気分の上がるものになりそうですよね。

キャベツに用いるドレッシングは、当然ながらダイエット中はノンオイルのものがベスト。もしくは、自家製にしてください。自家製のドレッシングなら、何が入っているのかが明確なので安心です。カロリー低めの和風ドレッシングなら、「サラダ油大さじ2／醤油 小さじ1／酢 小さじ1／砂糖 ひとつまみ／おまけで白いりごま 少々」を混ぜるだけで作れます。ぜひ試してみてください。また、MCTオイル（詳しくは後述します）をかけるのも良いですし、MCTオイルの前に、ピンクソルトなどの岩塩や海塩で塩もみをすれば、美味しくミネラルも補給できます。

②キャベツを食べるタイミング

すでに何度もお伝えしていますが。キャベツを食べるタイミングは食前です。キャベツを最初に食べるのと、そうでない場合とでは、糖が腸にどのように吸収されるかが大きく変わります。腸で吸収された糖は、脂肪に変わります。そのため、キャベツを先に食べずに食事をした場合、食事に含まれる糖質がそのまま腸に吸収され、脂肪に変わります

しかしキャベツを最初に食べていると、どうでしょう！ キャベツには含まれる不溶性の食物繊維が、糖質であるご飯や小麦などを包み込んでくれて、腸で糖が吸収さ

れるスピードを穏やかにするのです。また血糖値が急上昇しないため、血糖値を下げる役割のあるインシュリンの分泌量が少なくなり、体への負担が減り、食前キャベツは良いことばかりです。

③1回で食べるキャベツの量

キャベザップでは、1日に300グラムのキャベツを食べることをおすすめしています。そのため、1日3回食べる場合は、1回100グラムです。100グラムのキャベツの量は、大きさにもよりますが、キャベツの外側の大きな葉っぱ2枚を想像してください。コンビニで売られている千切りキャベツは、1袋150グラム。売られている袋を見ると量が多いように見えますが、あの中身のほとんどは空気です。袋から出して炒めたり煮たりすれば、かなり小さくなります。また千切りキャベツに、キュウリやタマネギ、シソ、ミョウガなどを細かくして混ぜ、少量の海塩でもんでおき、好みでサラダ油やごま油をからめれば味付けも変わり、100グラムは余裕でたべられるでしょう。

③みじん切りチョッパー

包丁で細かく刻むよりも、迅速にキャベツをみじん切りにすることができます。均一にカットできることで、調理中に均等に加熱されますから、食材の一貫性を保ちながら料理を作れることが、最大のメリットでしょう。こちらは、キッチン用品を販売されているところなら、どこでも買うことができます。

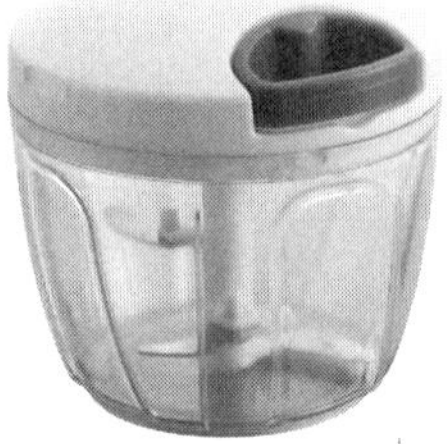

（有）ケー・アンド・エーのみじん切り器「ぶんぶんチョッパー」

④サラダスピナー

キャベツを洗った後に余分な水分を効果的に取り除くことができる、便利な調理器具です。使いやすいハンドルや、かごの分離が可能な構造を持っており、キャベツを洗った後にスピナーにセットし、回転させるだけで簡単に水切りができます。水切りの時間がかなり短縮されるでしょう。こちらもキッチン用品を販売されているところで購入できます。

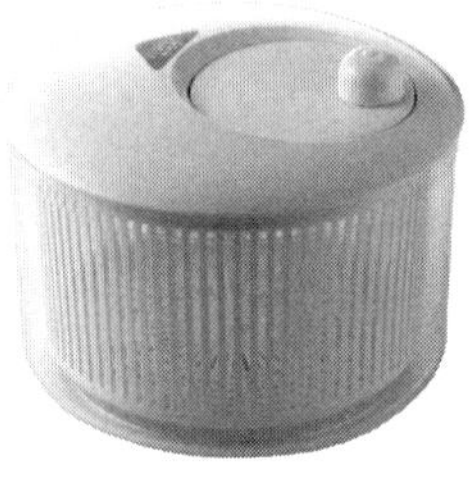

山研工業（株）のサラダスピナー「バリバリサラダ」

ぜひ、これらの調理器具を使ってキャベツの調理時間を短縮し、より手軽に食前キャベツダイエットを楽しめるようにしてください。

Column

キャベツカットの便利グッズ

①スライサー

おすすめなのは、アーネストから販売されている、１枚刃ではなく３枚刃のもの。アマゾンや楽天で購入できます。千切りだと、１回往復で３回切れるので、まさしく３倍速の時短です。さらに、切り幅の調整機能がついているものもありますから、好みの厚さで千切りすることも可能です。

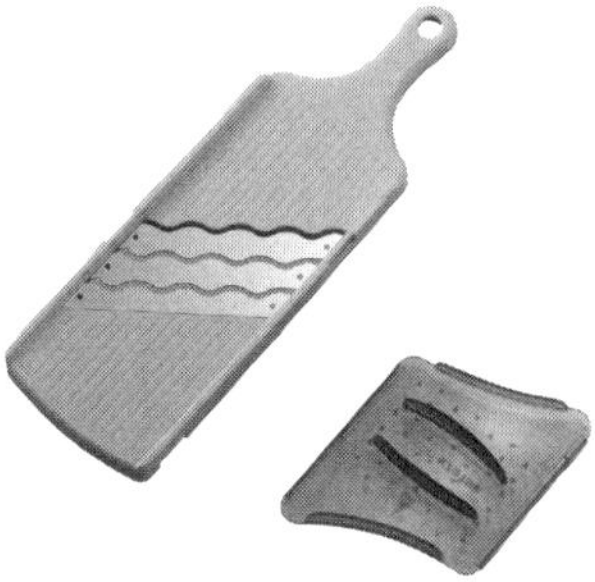

アーネスト（株）のスライサー「トリプルウェーブ」

②キャベツピーラー

包丁を使わずにキャベツをスライスでき、力加減によってキャベツの厚さを変えることができます。ピーラーは、葉が柔らかい春キャベツよりも、固くしまっている冬キャベツに使うと切りやすいです。おすすめのピーラーは、ののじ株式会社さんが出している「キャベピィ MAX」です。こちらもアマゾン等で購入できます。

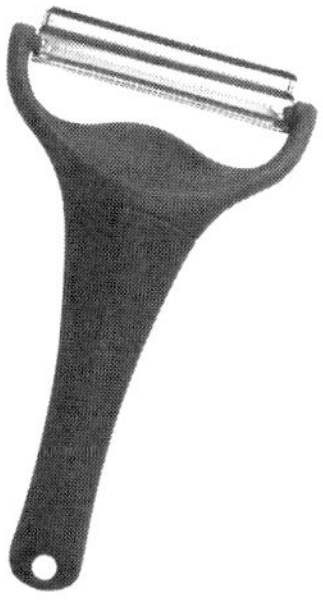

ののじ（株）のピーラー「キャベピィMAX」

キャベザップ実践編（2）　食べてOKのおかず、NGのおかず

さて、僕の場合はすでにキャベツが主食となっています。お米の代わりが、キャベツです。茶碗1杯に含まれるご飯の糖質量は角砂糖14個分とお伝えしました。ご飯を1日に3回食べた場合、角砂糖42個分となります。

ここで、キャベツに含まれる糖質を見てみましょう。100グラムのキャベツに含まれる糖質量は、角砂糖で表すと1個です。僕はこれを1日に3回食べているので、角砂糖3個となります。角砂糖を42個と3個。この大きな違いが伝わりますよね。僕は摂取する糖質量を、14分の1に減らしているのです。これなら、太るはずがありません。主食をキャベツにしてしまえば、キャベツでできる料理のアイディアが次々に浮かびますし、ご飯メニューをそのままキャベツに置き換えることもできるので、無理なく楽しんでいます。

①意外とキャベツと相性ぴったりのおかずたち

いきなり主食（炭水化物）の全てをキャベツにはできないでしょうが、少し考えを変えていただいて、キャベツに合ったおかず、キャベザップの効果を高めるためのおかず選びをしませんか？　意外なものが、キャベツと相性抜群だったりするのです。

まずは、お肉。肉はどれも糖質が高くありません。焼肉もOKですし、生姜焼きも市販のたれをかけるだけでいいので簡単です。焼き鳥も良いでしょう。

次に、魚系です。魚では、お刺身がベスト。次に焼き魚ですね。魚のフライは油が多く含まれるので注意しましょう。煮物には砂糖が多く含まれるので、時々にしておくほうが良さそうです。

発酵食品は、キムチや納豆がおすすめ。また、味噌も良いので味噌汁を飲みましょう。できれば麺類は控えたいところですが、食べたくなったらこんにゃくで作られているパスタがおすすめ。和風だしなどでキャベツと一緒に炒めると美味しいです。最近は大豆麺も販売されています。麺類は、小麦粉やそば粉を少量に避けることで、糖質量を下げることができますから、工夫して食べるようにしましょう。

②主食以外で気をつけたい糖質食品とは？

お茶碗1杯のご飯の糖質量についてはお伝えしましたが、おかずの中でも糖質が高いものはたくさんあります。ここでは、ダイエット中に気をつけてほしい代表的な食べ物を紹介します。まずは、小麦食品の餃子の皮やピザ生地。またイモ類も糖質が高く、さつまいもや、じゃがいも、里芋には気をつけましょう。見落としがちなのが、春雨です。春雨は、じゃがいもに含まれるでんぷんで作られているので糖質が高いです。そして、大豆と枝豆以外の豆類は糖質が高いので、あまり量を食べないようにしましょう。とくに、あずきに含まれる糖質はご飯と同じくらいで、そこに砂糖を加えて煮るため高糖質な食品となります。グリーンピースやソラマメも意外と糖質が高いです。また、野菜の中にも糖質が高いものがあります。かぼちゃ、レンコン、トウモロコシ等には気をつけましょう。

さらに、ダイエット中の糖質量に気をつけたいお酒について。まず日本酒はお米から作られていますから避けたほうがいいでしょう。酎ハイも砂糖が含まれるものが多いので注意してください。梅酒にも砂糖が含まれています。最近では糖質ＯＦＦビールも各社から発売されています。また頑張った自分へのご褒美として嗜む程度の量なら大丈夫です。しかし、毎日大量に飲むのはおすすめできません。糖質量が少ないワインや、ウイスキー、ジンやラムも良いです。しかし、おつまみに含まれる糖質量にも気をつけましょう。果物やお菓子も糖質は高いです。

糖質量の多い食材
※可食部100 g当りの糖質量

野菜	サツマイモ	30.3 g
	カボチャ	17.2 g
	トウモロコシ	15.5 g
	ジャガイモ	15.3 g
	レンコン	13.8 g
	そら豆	12.9 g
	ニンジン	6.3 g
	タマネギ	5.6 g
果物	バナナ	21.4 g
	マンゴー	15.6 g
	ぶどう	15.2 g
	柿	14.3 g
	りんご	14.3 g
	みかん	11.0 g
穀類・豆類	白米	77.1 g
	玄米	71.3 g
	あわ	66.4 g
	キビ	69.3 g
	小麦粉	73.3 g
	片栗粉	81.6 g
	キヌア	62.8 g
	あずき	16.9 g
肉類	ウインナー	3.3 g
	ベーコン	3.2 g
	豚ロースハム	2.0 g
魚介類	桜でんぶ	80.2 g
	さんまみりん干し	20.4 g
	粒うに	15.6 g
	さつま揚げ	13.9 g
	ちくわ	13.5 g
	はんぺん	11.4 g
	かまぼこ	9.7 g
調味料・乳製品	砂糖	99 g
	はちみつ	81.9 g
	胡椒	66.6 g
	みりん	43.2
	白みそ	32.3 g
	焼肉のたれ	31.9 g
	ウスターソース	26.7 g
	ケチャップ	25.9 g

（資料）文部科学省「日本の食品標準成分表」2020年版（八訂）より抜粋

しかし、どれも全く食べないのではなく、大切なのは食べる量です。疲れた時の甘いデザート。時には、甘い酎ハイで乾杯もしましょう。「ダメ」ではなく、摂り方に気を配ることが大切です。

キャベザップ的、炭水化物調整ダイエットとは

1日に摂取する糖質の量を60グラム以下にすることにより、痩せていくと言われています。そうは言っても、お茶碗1杯のご飯の糖質は60グラム。朝食にご飯を食べれば、もうそれだけで1日の糖質摂取量になるわけです。1日3食を食べることと、ご飯だけでなくおかずも食べることを考えれば、「そんなの無理！」となってしまいます。

そこで、比較的早く結果を出したい人のために、「キャベザップ的、炭水化物調整ダイエット」について紹介しましょう。

1か月を4週間と考えて、その中の1週間だけ炭水化物を完全に抜くやり方です。どこの週で抜くかは自由です。これは、短期間で確実に痩せます。一度痩せたら、そこからは食前キャベツを続けて、キープするだけ。炭水化物を摂取しても、キャベザップを続けていればリバウンドすることはありません。まずは1週間だけ、やってみませんか？　その間は、ご飯やパスタも我慢です。ですが、体や体重の変化に驚かれるはずですよ。

1週間お米を食べなければ、21杯のご飯を食べないことになります。お茶碗1杯のご飯の糖質量は、角砂糖14個分。21杯だと、294個の角砂糖になります。今までやっていたような、朝はパンを食べ、お昼にはうどんを食べて、といった暮らしをやめることで、1週間で300個の角砂糖をやめることになります。そのまま続ければ、1か月で1200個です。あなたは、それでも炭水化物を止めませんか？　もちろん、その1週間もキャベツは食べられますし、おかずも少しは糖質を気にしていただきたいですが、自由に食べてください。

この1週間だけ炭水化物を抜く方法を取り入れることにより、楽しみの幅が増えます。例えば、仲の良い友人と外食の約束をしていたり、2泊3日の温泉旅行を控えているとします。その日の食事を制限なく楽しむために、今週の1週間は炭水化物を抜いておく。来週の楽しみを思い浮かべながら、1週間を過ごすことができますよね。そして外食先でも旅行先でも、先に野菜を食べることで体重をキープすることができます。

もし食べ過ぎて体重が増えてしまったとしても、その後またキャベザップを続けていくことで、自然に戻っていきます。このなだらかに自然に体重が落ちていく感じを、ぜひ体感してください。

Column

ダイエットは頑張るもの？楽しむもの？

過去、ダイエットに失敗したという人は多いでしょう。その時に、あなたは自分自身に「X（バツ）」をつけませんでしたか？　日本人は真面目で自己肯定感が低い人が多いので、どうしても結果だけを見て自分自身を否定してしまいます。

ですが、まずは、「ダイエットをしよう」と決めた自分に、「○（マル）」をつけてください。痩せようと意識したこと、キャベツを食べたこと、食事を楽しんだこと、一つひとつに「○」をつけましょう。

僕の美容室のお客様に、2か月間で7キロ痩せた方がおられます。実はそのお客様、最初は僕のお客様ではありませんでした。僕が施術しているお客様の隣の席に座っておられたのです。僕がお客様に「食前キャベツで痩せた」という話をしている時に、隣の席で必死に聞き耳を立てていたそう。

そして実際に帰宅後、旦那さまに食前キャベツやキャベツ料理を試されました。2か月間、毎食前にキャベツを出し続け、旦那さんは食べ続けられました。そして結果、2か月で7キロ痩せることに成功されたのです。（93頁につづく）

お客様は、笑っておられました。そうです、笑っていいのです。ダイエットを、面白がりましょう。奥様も旦那さんも、楽しんで続けられました。頑張るのではなく、楽しむ。これが、大事なポイントです。

僕は実際、頑張っている人ほど痩せていないと感じます。「痩せるぞ！」と強く決めた人ほど、テンションが高く下がるのが早い。ゆるっとやってみようかなと始める人の方が、結果が出ています。

最初は、負荷のかかった自転車のペダルをこぎ始めるように、ゆっくりと始めましょう。そこからだんだんスピードが出てきて、良い感じのリズムになってくると、結果がついてきます。

過去にダイエットに失敗をしていても、またダイエットにチャレンジしてみたいと思ったことに「○」、この本に出会ったことに「○」をつけましょう。そして、今までチャレンジしてきたことにも「○」をつけてください。何度もチャレンジしていいのです。

そして、年中あって生でも食べられるキャベツでやる「キャベザップ」で、あなたのダイエットを最後にすると良いのではないでしょうか。

食べる順番を変えるだけ。キャベザップで、ダイエットを楽しみましょう。

Column　ダイエットは頑張るもの？ 楽しむもの？

　ある日、たまたま僕がこのお客様にカラーリングをする機会がやってきました。僕の顔を見るなり、「ミッキーさんに、お礼が言いたくて」と。僕は何のことか、さっぱりです。続けて、「私の夫が、2か月で7キロ痩せたんです」と話してくださいました。

　僕は思わず、「すごいじゃないですか！　どうやって痩せられたんですか？」と尋ねると、数か月前に、隣の席で聞き耳を立てていたことを教えてくれた後に、

「夫から、心からのありがとうを言われました。結婚して何十年も経ちますが、夫からこんなにも心を込めてお礼を言われたのは初めてです。ミッキーさん、ありがとうございます」

　と、嬉しい言葉を言ってくださいました。

　僕は、そのお客様に、こう言いました。「僕にお礼を言う事は何もありません。素晴らしいことが、3つありますよね。1つ目は、キャベツ。2つ目は、聞き耳を立てて、さらに実行したあなた。3つ目は、キャベツを食べ続けた旦那さんです。

　キャベツとあなたと旦那さん、これを『夫婦ラブラブキャベツ物語』と言うのですよ」と。

その4 **ヒッシー**さん（宮城県在住 40代）体重90・5キロ↓2か月でマイナス5キロ

あるコミュニティーで、ミッキーさんと出会い、その時に女性２人とキャベザップについて話をされていました。そこで私もキャベザップの話題に加わり、一緒に始めることになりました。以前の私は大食いでしたが、今では食事の量が減りました。キャベザップを始めたことにより、健康診断では体重と血圧の数値が一昨年よりも下がり、医師からも驚かれました。キャベザップを始めて２００日を超え、次の目標は内臓脂肪を減らそうと、キャベザップと共にウォーキングをスタートさせました。

その5 **樋渡 晃**さん（宮城県在住 60代）スタート時体重69・5キロ

健康診断のウエスト周囲径の数値から、メタボリックシンドロームと診断されました。

体重も日に日に増加し、ズボンのサイズもアップしました。そこで、ミッキーさんのことを知っている妻からキャベザップを勧められ、参加を決意しました。2021年2月にスタートし、56日目で6・2キロ減りました。その後106日目で合計7・7キロ減り、58・2キロで目標を達成。その後は、ゆるキャベ習慣を続けながら、体重をキープしています。体は軽くなり、体調も良くなりました。

体重とウエストの数値が減るまでは、服を買わないと決めていましたが、目標体重を達成し、29インチのGパンを買えたことがとても嬉しいです。

その6

藤田 久美さん（宮城県在住　50代）

約2年前、2か月ぶりに美容室へ行った際に、ミッキーさんが痩せていたことに衝撃を受けました。2か月前とは違う印象でした。当時の私は椎間板ヘルニアで腰痛に悩んでいて、医師から減量を勧められていました。ミッキーさんからキャベザップの話を聞き、

体験談

「これなら私にもできる」と思い、その翌日から始めました。

キャベザップでは、面倒なカロリー計算をする必要がありません。ただ食前にキャベツを食べるだけなので簡単です。そして、つらい運動もしなくても良いです。炭水化物が大好きな私でも継続することができ、6か月で10キロの減量に成功しました。

ダイエットは我慢の連続でつらいものだと思っていましたが、全くつらい思いをすることなく減量ができました。また、野菜嫌いな私が野菜を食べるようになったことで、血液検査の結果が良くなったことは、とても嬉しかったです。

第4章

脱リバウンド！　体型を維持する習慣術

さて、前章まではキャベザップの始め方、楽しくラクに続ける方法をお伝えしてきました。何の問題もなく、立てた目標通りに痩せて、そのまま体重を維持できれば良いのですが、「そう簡単にはいかないよ！」という人もいるでしょう。人は弱い部分もありますから、食べ物やお酒の誘惑に負けることもあれば、ダイエットの途中でやめてしまうこともあるかもしれません。そうならないために、ここではどうすればリバウンドすることを避けられるのか、キャベザップを無理なく継続することができるのか、その辺りに触れていこうと思います。

まずは数字の見える化

キャベザップをより楽しく実践していただきながら、なおかつ効果を確実にしていただくために、「キャベザップシート」をプレゼントしています。キャベザップの公式ＬＩＮＥアカウントに登録していただき、キーワード「ゆるキャベ」と入力していただくと、無料でダウンロードしていただける「キャベザップシート」が届きます。これを印刷して使ってください。「キャベザップ30日チャレンジ」と題していますが、このシートには35日分、体重を記入することができます。まずは名前と現在の体重を記入し､次に「わくわく体重」を記入します。「わたしは何キロになりたいのだろう？」と想像した時に、とにかく自分がわくわくする体重を記入してください。それからは毎日体重を計り、記入しましょう。シートは体重計の近くに置いておくことをおすすめします。

「紙に書くのは面倒」、「シートを家族に見られたら恥ずかしい」など、そんな方もいるかもしれません。最近では、毎日の体重を記録するための便利なアプリも複数ありますから､スマートフォンを活用するのも良いですね。最近はBluetoothと連動して、体重計に乗ると自動で記録してくれる便利なアプリもあります。また体重だけではなく、健康に関する様々な数値を出してくれる体重計も増えてきました。例えば、ＢＭＩ、体脂肪率、体年齢、内脂肪、骨格筋量、基礎代謝などがわかるものも売られてい

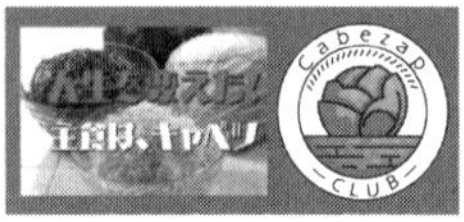

とにかく楽しむ事です！

【キャベザップ30日チャレンジ】

名前　武田優子（ゆうゆ）

現在の体重　65.5 kg ➡ わくわく体重　63 kg

1 65.5kg 前日から −0 kg	2 65.2kg 前日から −0.3kg	3 65.2kg 前日から −0 kg	4 65.1kg 前日から −0.1kg	5 65.2kg 前日から +0.1kg	6 65.0kg 前日から −0.2kg	7 64.8kg 前日から −0.2kg
8 64.8kg 前日から −0 kg	9 64.7kg 前日から −0.1kg	10 64.8kg 前日から +0.1kg	11 64.6kg 前日から −0.2kg	12 64.5kg 前日から −0.1kg	13 64.5kg 前日から −0 kg	14 64.2kg 前日から −0.3kg
15 64.4kg 前日から −0.2kg	16 64.4kg 前日から −0 kg	17 64.2Kg 前日から −0.2kg	18 64.2kg 前日から −0 kg	19 64.2kg 前日から −0 kg	20 64.0kg 前日から −0.2kg	21 64.1kg 前日から −0.3kg
22 64.0kg 前日から −0.2kg	23 63.9kg 前日から −0.1kg	24 63.9kg 前日から −0 kg	25 63.7kg 前日から −0.2kg	26 63.7kg 前日から −0 kg	27 63.6kg 前日から −0.1kg	28 63.4kg 前日から −0.2kg
29 63.4kg 前日から −0 kg	30 63.2kg 前日から −0.2kg	31 63.0kg 前日から −0.2kg	32 63.0kg 前日から −0 kg	33 63.1kg 前日から +0.1kg	34 62.9kg 前日から −0.2kg	35 62.8kg 前日から −0.1kg

予祝＊　1ヵ月で中間目標の63キロ達成しました。
ウェスティンホテルのランチを友達と食事に行く！

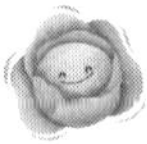

キャベザップCLUB楽しく痩せる【ゆるキャベ】⇨

無料でダウンロードできる「キャベザップシート」（左）とその記入例（上）

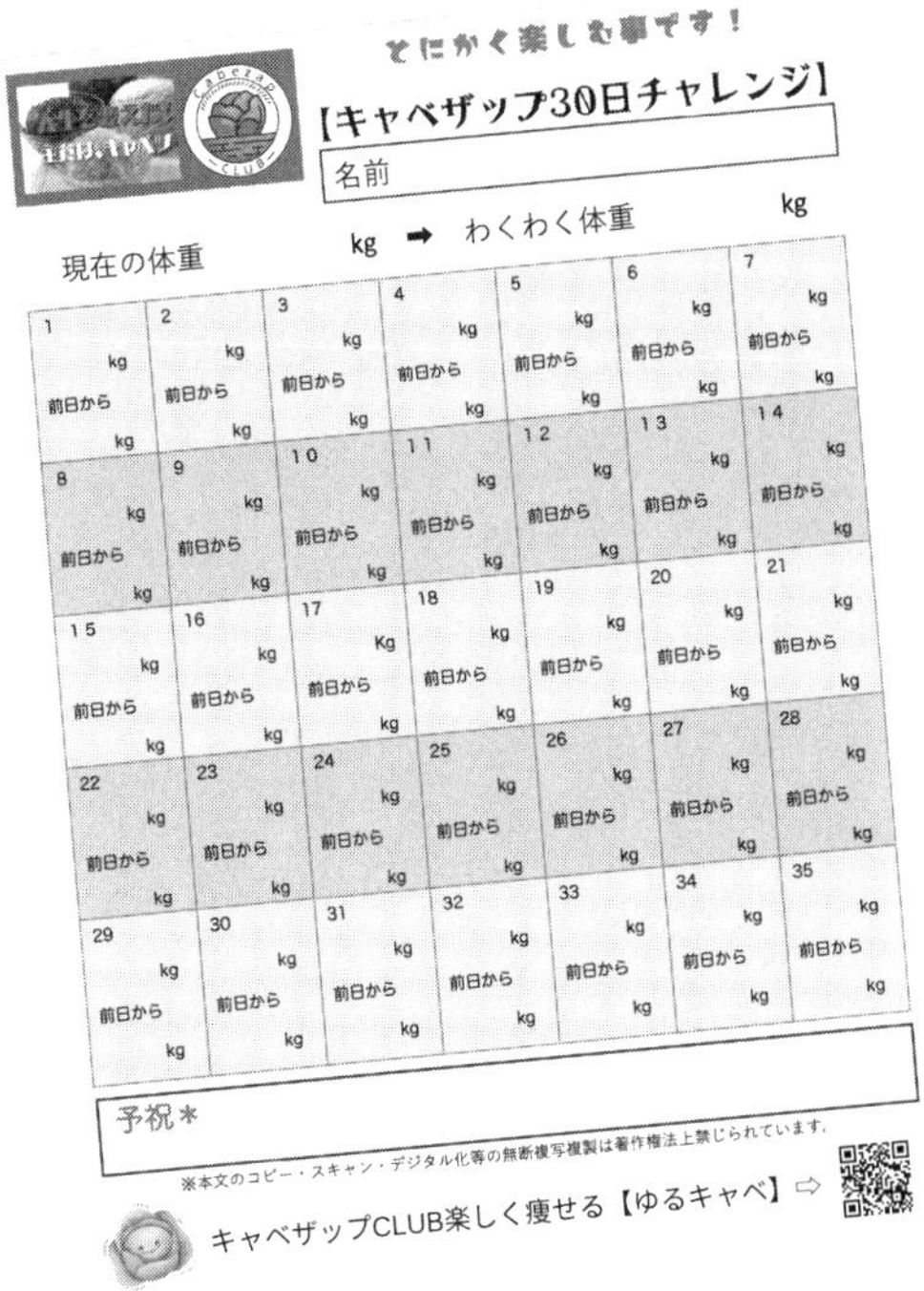
とにかく楽しむ事です！
【キャベザップ30日チャレンジ】
名前
現在の体重　kg ➡ わくわく体重　kg
前日から
予祝＊
※本文のコピー・スキャン・デジタル化等の無断複写複製は著作権法上禁じられています。
キャベザップCLUB楽しく痩せる【ゆるキャベ】⇨

ます。これらが実際に数字で表示されると、「実年齢よりも若々しい体でいたい」という心理が働くと思いませんか？

しかし中には体重計を持っておらず、鏡で自分の姿を見たり、お風呂に入ってお腹の出た感じを目で確認して、「そろそろ痩せないと」と感じた時にダイエットを始める、という人も。ですが、やはり100グラム単位の体重の増減を知るには、体重計に乗って体重を計るほうがいいでしょう。数字がわからなければ、自分の現在地がわかりません。そして目的地もわかりません。カーナビを思い浮かべてみてください。目的地を入力しなければ、ナビは動きませんよね。目的地を入れることで、どちらへ進めばいいのかを示してくれます。

体重も同じです。１００グラム増えた、減ったと数値化されることによる効果があります。お風呂に入った時に、自分の体を見て判断するだけでは、その減った量が１００グラムなのか５００グラムなのかがわかりません。試験の点数も、そうではありませんか？　良い点が取れれば嬉しいですし、悪ければ勉強法を考え、対策を練ります。数値の変化を見ること、変化を「見える化」することが大切で、数字で見えなければ痩せ方はわかりません。

ダイエット中、これもダメ、あれもダメ、とは思わずに

ダイエット中には、どうしても避けたほうが良い食べ物や飲み物、また行動が出てきます。ずっとお伝えしている糖質、炭水化物などもそうですが、「そもそもどうし

て太ってしまったのか」を振り返った時に、原因となったものは手放すに越したことはありません。

しかし、何もかもがダメと言われてしまっては、キャベザップも楽しく続けられませんから、「それがダメでも、こっちは大丈夫」という提案をしていきます。

コンビニに行っても大丈夫！

「ダイエット＝コンビニはダメ」と考えている人は多いです。「コンビニ食」と呼ばれているものは太るものが多いですし、甘いものの誘惑もありますね。ですが、コンビニも使い方次第。僕は、ダイエット中でもコンビニへ行っても良いと考えています。最近は、低糖質の商品も扱われていますから、まずはローカロリーや低糖質の商品をチェックしてください。僕の場合、糖質オフのチョコレートを取り入れています。

そして僕がおすすめしている「ダイエット中でもコンビニへ行っても良いルール」は、たった1つ。コンビニに入ったら、まずは一目散に生鮮食品コーナーに向かい、千切りキャベツをカゴに入れること。簡単なルールだと思いませんか？　最初にキャベツをカゴに入れるだけ。なぜ最初なのか。買物の途中や最後に買おうとすると、忘れてしまう可能性があるからです。カゴの中にキャベツが入っていれば、ダイエット中であることを思い出して、お菓子を２つ買うところを１つになるかもしれません。

砂糖入り炭酸飲料が飲みたくなったら、「純りんご酢×強炭酸飲料」

ダイエット中の落とし穴と言われるのが、清涼飲料水や炭酸飲料などの甘い飲み物。５００ミリリットルのペットボトル入りコカ・コーラに含まれる糖質は、約61グラム。ごはん茶碗１杯１５０グラムに含まれる糖質は約56グラムなので、コーラ１本でご飯を食べる以上の糖質を摂取しています。このようにかなりの砂糖が入っているので、カロリーも高いです。「食べ過ぎているわけでもないのに痩せない」という人は、意外と飲み物でカロリーを摂っているのかもしれません。

炭酸飲料水が好きで、あののど越しを味わいたいという人は、強炭酸水をおすすめします。強炭酸水には砂糖が含まれませんから、ゼロカロリーで、タンパク質、脂質、炭水化物もゼロです。強炭酸水には、あののど越しを味わえるだけでなく、他にも嬉しい効果があります。

強炭酸水を300から500ミリリットル飲むと、炭酸水に含まれる炭酸ガスで胃が満たされるため、満腹感を得られます。そのため食前や間食を控えたい時に飲むと、食欲を抑えられ、摂取カロリーを低くすることができます。また、日本疲労学会が2019年に発表した「健常成人の急性精神的疲労に対する炭酸水の抗疲労効果」によると、強炭酸水を飲むことで精神的疲労によるリラックス具合や意欲の低下を抑制し、眠気誘発予防、集中力の向上が期待できると発表されています。

ただ、強炭酸水には味がありませんから、ふだん砂糖の入っている甘い炭酸飲料を飲んでいる人には物足りなく感じるかもしれませんね。そんな時におすすめなのが、強炭酸水の中に「純りんご酢」を入れること。強炭酸水でのど越しは満たされ、純りんご酢を入れることで味がつきます。純りんご酢を1日1～2回、食前に大さじ1杯

（15ミリリットル）飲むと、血糖値の上昇を抑えるのに良いと言われています。純りんご酢を飲むタイミングと量に決まりはありませんが、食前に15ミリリットル飲むことがおすすめです。

ここで気をつけていただきたいのが、りんご酢には「純りんご酢」と「りんご酢」があり、これは別の物だということ。「純りんご酢」は、りんごの果汁と果肉だけで発酵させて作られています。それに対し「りんご酢」は、りんご果汁にアルコールを加えて作られています。

「純りんご酢」をお勧めする理由は、純りんご酢の主成分である酢酸に多くの役割があるから。まず、脂肪代謝を促進して内臓脂肪を減少させます。それだけでなく、炭水化物の吸収を抑えてくれて、糖分や炭水化物を摂った時の血糖値の上昇を穏やかにしてくれます。また食欲抑制効果もあるので、食べ過ぎを防ぎます。さらに疲労回復効果も。

純りんご酢の酸味は唾液と胃酸の分泌を促すことで消化吸収が良くなり、胃腸を整えてくれます。キャベツと共に、ダイエットと健康に最適ですから、この組み合わせはぜひ覚えておいてください。

MCTオイル(中鎖脂肪酸オイル)をかけて食べる

ここ最近、ダイエット効果で認知度が上がってきた「MCTオイル」。これは、ココナッツやパームの種子など、ヤシ科の植物に含まれる「中鎖脂肪酸」からできている油で、他の油よりも消化吸収されるスピードが速く、すぐにエネルギーとなります。一般的に知られているキャノーラ油、オリーブオイル、ラードなどは長鎖脂肪酸で、12個から18個の炭素が連なり構成されています。それに対し中鎖脂肪酸は、8個から10個の炭素が連なり構成されているため、長鎖脂肪酸の約半分です。そのためエネルギーに変えるスピードが速く、体内に脂肪が蓄積されにくいのです。

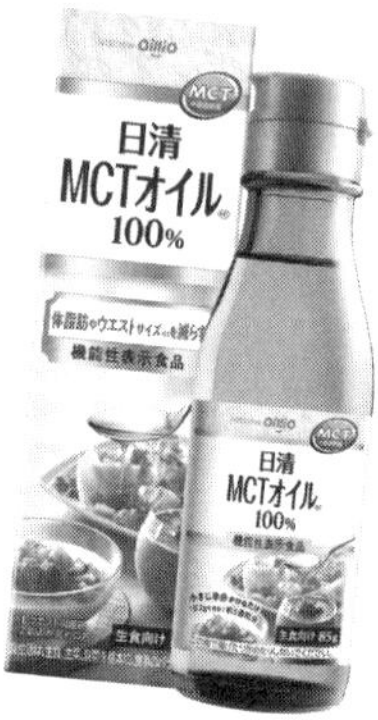

日清食品のMCTオイル

MCTオイルの1回の食事での摂取量は、25から30グラムまでが適量とされています。僕はこのMCTオイルを、食前キャベツを始め、あらゆる食べ物や飲み物にかけています。例えば、ブラックコーヒーに少し入れるのもおすすめ。ブラックコーヒーには強い酸味や苦みがありますが、ここにMCTオイル100円玉ほどの量を垂らし、回しながら飲みます。そうすると口に含んだ瞬間の酸味や苦みが薄れ、まろやかな味わいになります。また味噌汁や卵焼き、肉料理にも良いですね。何にかけても味に影響が出ないので、悩むことなく使うことができます。

アマゾンやスーパーなどで気軽に買えますから、ダイエットの味方として活用しましょう。注意点としては、そのままでは飲まないことと、熱に弱いので一般的な油のように火にかけて調理には使わないでください。常温で食品にかけて摂取しましょう。

血糖値の上昇を抑えるために取り入れる飲み物は、高濃度カテキン茶

お茶の成分として、ご存じの方も多い「カテキン」。実はお茶の成分の中には、何種類ものカテキンが存在します。その中でも、「エピガロカテキンガレード」という名のカテキンは、最高ランクです。抗ウイルス作用、免疫機能のアップ、強い抗酸化作用、殺菌、抗菌作用があり、体脂肪を減少させる役割もあるため、ダイエットには欠かせません。

それだけでなく、唾液や膵液に含まれる消化酵素の働きを抑え、時間をかけて消化を行うことで、血糖値の上昇を抑える働きもあります。また肝臓で作られる胆汁酸の排泄を促進し、血中のコレステロールの増加を防ぐ働きまであります。

これらのカテキンによる嬉しい効果を取り入れるには、抹茶が最高。コンビニエンスストアでもよく見かける、濃いめのお茶や黒ウーロン茶もおすすめです。紅茶も良いですね。濃いめに入れて、ポリフェノールを多く摂取しましょう。

強炭酸水を飲む日、純りんご酢を加えた強炭酸水を飲む日、または濃い目のお茶を飲む日と、日によって変えるのも良いのではないでしょうか。このようにダイエットの効果を高める飲み物は、バリエーションが豊富です。様々なパターンがあるので、飽きずに楽しむことができます。今まで甘いものを飲み続けてきた人も、無理なく続けることができると思うので、ぜひ続けてください。食前キャベツの効果を倍増させる飲み物を取り入れ、ダイエットをより楽しみましょう。

外出した時の、糖質さよなら術

ダイエットをしている人達にとって、糖質はもっとも気にするべき存在だと伝えてきました。僕が提案しているこのキャベザップでも、糖質量は大きなポイントですが、どんなに意識していても糖質は摂っていますし、ゼロにはできません。

当然ですが、キャベツにも糖質はあります。ダイエットの代名詞となっているこんにゃくでさえも、100グラムあたり0・1グラムの糖質を含んでいます。また、糖質がほとんど含まれていないと言われている魚も、糖質量は0・1グラムあるのです。しかし魚の場合は、煮物や佃煮にしてしまうと調味料が加わるため、ぐんと糖質量が増えます。きのこやゆで卵も、糖質がゼロにはなりません。また、チーズも糖質は0・1グラムと低いですが、カロリーが高いです。糖質だけでなく、カロリーや脂質など他にも考慮すべきことがあるので、糖質だけを悪者に考える必要はありません。糖質は、僕たちの身体が活動するためのエネルギーとなってくれる大事な存在だからです。

コロナ渦も明け、友人や同僚、家族から外食に誘われる機会も増えてきたのではないでしょうか。しかしダイエット中となると、行って良いものかどうか判断に迷うところ。ふだんは控えめにしているスイーツも、外食に行けば食べたくなります。また、お母さんは行きたくなくても、子供たちがファーストフードに行きたがることもあるでしょう。しかしそんな時も、外食時に活用できる「糖質さよなら術」を知っていれ

糖質量の少ない食材

※可食部100ｇ当りの糖質量

分類	食材	糖質量
野菜	枝豆	3.8 g
	トマト	3.7 g
	えのきだけ	3.7 g
	ダイコン	2.9 g
	キャベツ	2.6 g
	青ピーマン	2.8 g
	キュウリ	1.9 g
	白菜	1.5 g
	しいたけ	1.5 g
	ぶなしめじ	1.3 g
	ブロッコリー	0.9 g
	ほうれん草	0.4 g
果物	スイカ	9.2 g
	グレープフルーツ	9.0 g
	レモン	7.6 g
	いちご	7.1 g
	ラズベリー	5.5 g
	アボガド	0.8 g
穀類・豆類	黄大豆	8.0 g
	木綿豆腐	0.4 g
	絹ごし豆腐	1.1 g
	糸引き納豆	5.4 g
	生おから	2.3 g
	板こんにゃく	0.1 g
	きな粉	10.4 g

分類	食材	糖質量
肉類	牛サーロイン	0.3 g
	牛モモ	0.5 g
	牛ロース	0.2 g
	豚ロース	0.1 g
	豚バラ	0.1 g
	鶏ムネ	0 g
	鶏モモ	0 g
	鶏卵	0.4 g
	チーズ	1.4 g
魚介類	はまぐり	1.8 g
	めざし	0.5 g
	アサリ	0.4 g
	カツオ	0.1 g
	アジ	0.1 g
調味料・乳製品	みそ	16.5 g
	濃口しょうゆ	7.9 g
	生クリーム	6.5 g
	薄口しょうゆ	5.8 g
	ヨーグルト	4.9 g
	マヨネーズ	3.6 g
	穀物酢	2.4 g
	粉チーズ	1.9 g
	バター	0.2 g
	サラダ油	0 g

（資料）文部科学省「日本の食品標準成分表」２０２０年版（八訂）より抜粋

ば、安心して外食を楽しむことができます。僕も外食はよく楽しんでいます。ぜひ、大切な人たちとの素敵な時間を楽しんでください。

例えばファーストフード店に行く時は、ハンバーガーとポテトと飲み物のセットを食べる前に、サラダを追加してください。そのサラダを最初に食べてから、ハンバーガーやポテト、飲み物を楽しみましょう。キャベツがなくても、サラダを食べれば大丈夫です。

また、食後のパフェを食べたくなる時もあるでしょう。レストランで食事に続いて食べる場合は、食事の時に野菜を食べていれば大丈夫です。心配なのは、おやつの時間にカフェに行き、スイーツだけを食べる時でしょうか。この場合、事前に野菜を食べることができませんね。ですが、ここでも心配し過ぎないでください。なぜなら、朝や前日の夜に野菜を食べていれば問題ありません。すでに食前キャベツが習慣になっているあなたは、その前の日もそのまた前の日にも、キャベツを食べているはず。そのため腸の中には、「痩せ菌」がしっかり残っています。今まで食べてきたキャベツや野菜たちを信じて、この1回は安心して楽しみましょう。

また、レストランで食事をする際にスイーツやドリンクを頼むと、店員さんからこう聞かれます。「デザートとドリンクは、食後にお持ちしますか？それとも、お料理と同時にお持ちしますか？」と。ここでは必ず、食後に持ってきてもらうようにしてください。ドリンクがウーロン茶などの場合は、食前でも大丈夫です。しかしこれがコーラやジュースなどの甘いものの場合は、先に野菜を食べてから飲みましょう。飲み物の前にもキャベツや野菜から、ということを忘れないでください。

ここで1つ、ドリンクの前にキャベツや野菜を食べることが難しい場面があります。例えば、居酒屋。居酒屋では、ドリンクが先に出てきますよね。そしてそのドリンクで、仲間が揃って乾杯をする機会もあるでしょう。このドリンク1杯は、野菜なしで体の中に入ります。この1杯分は見逃して、その後からサラダを食べましょう。その場の空気を悪くしないことが、優先です。僕の場合、外食時にはサラダを注文し、サラダを先に食べることを習慣にしています。これも習慣にしてしまえば、難しいことはありません。ただ、外食先でサラダを食べる際に気を付けてほしい点があります。サラダを注文する際に、ドレッシングは別皿に入れてもらうように頼んでください。なぜなら、外食先でのサラダには、ドレッシングが多くかかり過ぎている場合があるためです。別皿に入れてもらえると、ドレッシングの量を調整することができます。

少し敷居の高いレストランの、コース料理を思い浮かべてみましょう。コース料理の順番には、しっかり意味があります。いきなりライスや肉が出てくることはありません。まずは、前菜やサラダが出て、肉や魚などのメイン、そしてスープが添えられて、その後にライスかパンを選びます。そして最後にデザート。そう、身体にも胃腸にも良い順番になっているのです。

外食は、毎日ではありません。せっかくですから、その瞬間を楽しみましょう。もちろん、お酒を飲んでもOK。ダイエット中は、飲むお酒を甘いカクテルではなく、ワインや焼酎にしましょう。ハイボールやウイスキー、ブランデーも良いですね。ワインは、赤も白も糖質は１００ミリリットル中１・１グラムと、とても低いです。黒ビールも、糖質量は３・４グラムなので問題ありません。ウォッカやジン、ラムは０・１グラム。しかし梅酒は糖質量20・7グラムと高いので、気をつけましょう。緑茶ハイボールや、ウーロンハイ、緑茶割りなどは大丈夫です。お酒は太ると思っておられる方が多いですが、それは大きな勘違いです。太るのは、お酒ではなくおつまみや、締めのラーメンです。お酒自体は、知識を持って、選んで楽しめば問題ありません。

停滞期に入っているのは、成功している証拠

ダイエットをしている間に、こんな言葉をよく聞きます。「今月は体重が変わらなかった」。

ダイエットを始める時には、多くの方が痩せ続けられると思っています。書店に並んでいるダイエット本のタイトルには、「食べても痩せる」「どんどん痩せる」などと書いてあり、そう信じながらダイエットを始めるのでしょう。しかし停滞期は必ずあるということを、知っておかなければいけません。

停滞期は、その人やダイエット時期によって様々です。例えば僕の場合は、1か月間ほど停滞期があります。これは、痩せない時期でもありますが、太らない時期でもあると考えてください。停滞期の間も、キャベツを食前に食べ、ご飯半分とおかずも

普通に食べます。体重は減りませんが、増えることもなく現状維持です。

ここで、停滞期だと焦ってしまって、食べる量を1食にするなど極端な変化を起こせば、また痩せるかもしれません。ですが今度は栄養面に問題が出て、脱毛したり皮膚が荒れたりすることにつながり、良いことはありません。ですから、「停滞期は必ずある」ことを認識し、受け入れましょう。減り続けなくても、ダイエット開始前の体重に戻っていなければいいのです。

ダイエットを始めたばかりの時には、糖質量が減ることにより体重も一気に落ちます。しかしある程度減り続けたところで、身体は黄色信号を出します。糖質は、エネルギーです。このまま摂取するエネルギーが減ってしまっては、生命を維持できなくなるからと、エネルギーをたくさん使わないよう身体がブレーキをかけます。これが、停滞期です。

しかし、それでも糖質量の少ない食事を続けていくことで、身体がこのままでも大丈夫だと認識します。そうするとまた、体重は減っていきます。停滞期に諦め、キャ

「魔のゾーン」(減量の停滞期)」

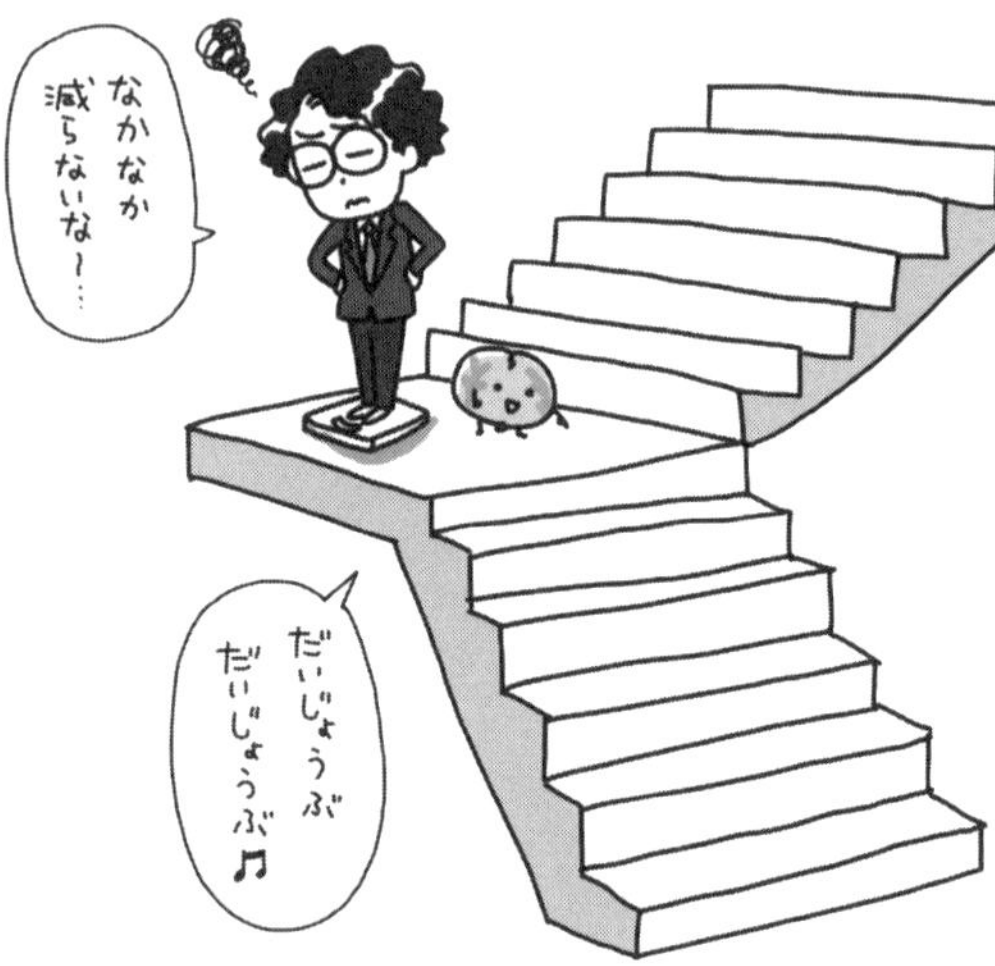
なかなか減らないな〜…
だいじょうぶだいじょうぶ♪

ベツや野菜から食べることを止めてしまうと、体重は必ず増えます。停滞期には、体重が減ることはなくても、増えることを防ぎ続けましょう。

ダイエットを続けているのに痩せないことで、不安になる人は多いです。ダイエットを始める初日が一番やる気に満ちていて、エネルギーが最も高い状態です。そして、1か月で数キロ減って喜んでいるところに、そこから20日間ほど停滞期が続きます。最初にグッと体重が落ちたことで、そのままその調子で下がり続けると思い込んでいるため、つらい期間に突入です。これを、

「魔のゾーン」と呼びます。期間は、1週間か2週間、人それぞれです。この時に、自分は頑張ってもできないのだと思い込んで、自分に「X（バツ）」をつけてしまう人がいますが、停滞期は階段にある踊り場のようなもの。踊り場は、階段で上から転げ落ちてしまった際に、落ち続けず止まるように作られています。人生も、ダイエットも同じ。下がっていけば、踊り場があります。そこで一度休憩し、身体が大丈夫だと認識したら、また下がるのです。

踊り場で止まっている間は、「どうして下がらないのだろう？」と上ばかり見上げています。踊り場には、まだ降り続けるための階段が続いているということに気づいていないからです。心の状態は、自分との闘いでしょう。ですが、1人で闘う必要はありません。停滞期を乗り越えるには、仲間の力も借りること。家族や友達からの何気ない「今回も痩せなかったね」という言葉に惑わされないでください。「停滞期でも、食前キャベツを続けていてえらいね」と承認してくれる承認空間があれば、続けられます。応援してくれる仲間を見つけましょう。

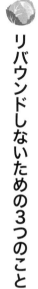

リバウンドしないための3つのこと

ダイエットで目標体重を達成したとき、それがゴールだと思ってはいませんか？実は、その時点はゴールではありません。スタートなのです。たとえ10キロ痩せたとしても、食生活は何も変えません。そこからは急激に痩せる必要はないでしょうから、今までやってきたことを淡々と、笑顔で楽しみながら継続していきましょう。

リバウンドしないために必要なことの1つ目は、ミニゴールを設定し続けること。太らない食生活を続けていくためにも、ミニゴールは次から次へと設定してください。ミニゴールとは、長期間で設定する目標ではなく、1週間や2週間で結果を出せるための短期目標のこと。例えば、1週間で1キロ痩せると決めて、そのミニゴールを達成したら、自分に何かしらご褒美をあげるのです。もちろん食べ物以外のご褒美を考えましょう。小さな目標を立て、1週間ずつ達成し続けていく。これは太らない食生活のためにも大切です。

リバウンドしないために必要なことの2つ目は、食べたものの写真を撮ること。どれだけの物を食べているのかを「見える化する」ということですね。体重チェックのところでも伝えましたが、現状を見ることはとても大事ですから、日々の食事に気を配るためにもぜひ続けてください。1日3食を1週間、合計21食分の食べたものの写真を撮り、スマートフォンに入っている写真を見て振り返ると、どのくらい食べたのかという意識づけにもなります。

リバウンドしないために必要なことの3つ目は、もちろん食前キャベツを続けること。これが最大のリバウンドしない方法です。冷蔵庫には常にキャベツをストックして、継続してください。

ダイエットおすすめアプリ

ダイエットの効率を良くし、より効果を高めてくれる、おすすめのアプリを紹介します。まずは、記録型アプリです。「数字の見える化」のところでも伝えましたが、体重計と連動することができるため、体重計に乗るだけでアプリ内に数値を記入し、記録してくれます。

スマホアプリの「SNOW」を使って自撮りすることで、撮影と同時に動物の耳をつけたり、目を大きくしたりするなど加工ができる。

また、ビフォーアフター型アプリも活用しましょう。多くの方がすでに使用している「SNOW」も、ダイエットに力を貸してくれます。SNOWでは自動的に、自分自身の痩せた姿を作り出してくれます。輪郭を細くし、目も大きくします。SNOWが見せてくれるのは、まさにダイエットに成功した自分の姿です。これを印刷し、自宅の見える場所に置いておきましょう。スマートフォンの待ち受けにできれば良いのですが、それが恥ずかしい人は、人から見えない場所で、自分自身がいつも見られる場所を探してください。パソコンの前などもおすすめです。鏡で目にするのは、現在のまだ痩せていない自分の姿ですが、すでに痩せた後の自分を常に目にして脳に焼き付けることにより、ダイエットがより進みます。

脂肪の塊を体感できる場所

スーパーへ買い物に行った時に、店内をどのように回るのか？　これはとても大切。スーパーの入り口は、2箇所あるところが多いです。専門店側の入り口から入ると、お菓子やビールの売り場から始まることが多いですから、ここはまず野菜売り場から入り、店内を回ってください。レジを背にして右側が、野菜売り場になっています。スーパーの店内に入ったら野菜売り場へ行き、キャベツをカゴに入れてください。そしてその後、肉や魚の売り場へ行き、どうしても今日はアイスクリームが食べたいという日に限り、最後にアイスクリームです。最近は糖質オフのアイスクリームも販売されているので、そちらもオススメです。アイスクリーム売り場は必ず、レジの近くにあります。なぜなら、最後にカゴに入れないと溶けてしまうということと、甘いものの誘惑は最後に来るのがより効果的だからです。

この途中で、必ず立ち寄ってほしい売り場があります。それは、お米売り場。お米は、買ってても買わなくてもどちらでも良いです。しかし買わなくても、とりあえずお米を持ち上げてください。自分が目標としている、減らしたい体重は何キロですか？

5キロなら、5キロのお米を、10キロなら10キロのお米を持ち上げましょう。5キロ痩せた後なら、これをまた身体につけたくはないなと感じるでしょう。実際に重さを体感し、脳に認識させることが大切です。どれだけ重いか、数字で見ているだけではなく実際に体感しましょう。

また、目標が2、3キロの人は、ドリンク売り場の大きいペットボトルを持ち上げましょう。自分の目標としている体重分の重さのものを持ち上げてください。そして、これだけ減らすのだな、もしくはこれだけ減らしたのだなと感じましょう。

超簡単！　自分でもいつでもすぐできる「魔法の言葉」

あなたは「プラシーボ効果」をご存知でしょうか。実際に効果のある薬剤が含まれていないのにも関わらず、「効果がある」と言われて信じて飲むと、実際に症状が改善されることを言います。このプラシーボ効果を、ダイエットにも活かすことができます。睡眠時間が短い時や、寝つきが悪いまま朝を迎えた時に、「よく眠れなかったな」と口に出して言ってしまうと、身体はだるくなります。逆に「よく寝た」と言うと、身体は元気に動き出します。

食事をした後も、同じです。「あ〜、今日もよく食べた」「おなかいっぱい」と声に出して言うことで、腹八分目で心も身体も満足します。声に出して言った言葉が、耳から入り脳に届きます。これを言わなければ、もっと甘いものが欲しくなったり、ご飯をお代わりしたくなったりするのです。

子供の頃に、こんな経験はありませんでしたか？　走って転んだり、ケガをした時に、泣きながらお母さんの元へ行くと、「痛いの、痛いの、飛んでいけー！」と、おまじないを言ってくれました。子供はこの言葉を聞いて痛みが飛んでいき、また走って遊びに戻ります。

これも一種のプラシーボ効果と同じ。人は言葉で左右され、言葉によってネガティブにもポジティブにもなります。そして、その言葉を使って一番応援できるのは自分自身です。「全然痩せられていないな」と言ってしまっては、痩せられません。食べ過ぎて胃が苦しくなってから、「食べ過ぎた」と言っても遅いです。腹八分目で「おなかいっぱい」と言い、声に出して自分を褒めてください。このように、プラシーボ効果を活用しましょう。

言葉を使って、いかに脳をだますかがポイント。そのために使える言葉の上級編をご紹介しましょう。「自分はどんどん健康的にきれいに痩せていく」「このキャベツが私の体を守ってくれる！　ありがとう！」そう声に出して言うことで、脳と身体が動き出します。

キャベザップ体験談

その7

新谷 京一郎さん（神奈川県在住 60代）スタート時体重80キロ

ミッキーさんが、キャベザップをするメンバーを募集しているのを見て、参加を決意しました。お金もかからず、すぐに始められましたし、食前キャベツの習慣は無理なく続けられました。すでに770日を超えていて、スタート時から5・7キロ減り、今は「キャベザップ」を継続し、目標体重の前後で安定しています。

世間では、いろいろなダイエット法が出回っていますが、私はキャベザップが合っていたようで、腸内環境も良くなり、便通も改善されました。

その8

森川 沙衣さん（愛知県在住 50代）

今までも、様々なダイエットに挑戦してきましたが、痩せてはリバウンドの繰り返しでした。キャベザップは、リバウンドせず痩せた状態をキープできると聞き、始めることにしました。

2022年10月から、続けています。キャベツがない時には他の野菜を食べるようにして、無理なく続けることができています。リバウンドしたくないので、とにかく続けるということを最優先にして、飽きないようにすること、そのために無理しないこと、ストレスを溜めないことを大切にしています。今もマイナス2・5キロをキープし続けています。

その9

田中 隆さん＆**美由紀**さん（福島県在住 50代）

ミッキーさんの美容室でキャベザップの話を聞き、「そんなに簡単に痩せられるの？」

体験談

と半信半疑でしたが、夫に話して2人でやってみることにしました。

夫婦で3か月間続けた結果、私は5キロ減り、夫は7キロ減りました。こんなにも楽に続けられるダイエットは、今まで経験したことがありません。過去にはスポーツジムにも通いましたが、全く痩せられませんでした。運動音痴で困っていた私たち2人が痩せられたことに、本当に驚いています。（美由紀さん）

第5章

それでも、もしあなたが挫けそうになったら

キャベザップを楽しく進める方法や、リバウンドしないための習慣などを、ここまでお伝えしてきました。ダイエットは一朝一夕で結果は出ないですし、短くても3か月、ゆるく進めるには1年など、時間がかかります。その中では、甘いものが欲しくなる時もあるでしょうし、お酒の場で乾杯する機会もあるでしょう。そんな時に食べたり飲んだりしても、落ち込まないでください。最終章は、ダイエットに挫けそうになったり、上手く進められない時の考え方やリカバリー方法をお伝えします。

なぜ甘いものが欲しくなるのかを考えよう

脳は常に、多幸感を得ようとします。甘いものを「欲しい」と感じるのは、意志が弱いわけではありません。甘いものを食べたくなることはダメなことではないですし、全く食べないのは絶対に無理なことでしょう。様々なダイエット本で、ケーキやチョコレートは食べてはいけないと書かれています。しかし私たちは、これまで何十年も甘いものを食べてきました。甘いものを食べて幸せだと感じる経験を何度もしながら、育ってきました。それをいきなり止めることは、本当に難しいです。

甘いものを食べてはいけないのではなく、量や質を気にかけながら食べましょう。商品パッケージの裏を見ると、砂糖やブドウ糖果糖液糖が多く含まれているものがあります。その量を、チェックしてください。また、ロカボ食品もおすすめです。ロカボ食品とは、血糖値の上昇を抑えることを目的とした食品で、炭水化物の量が少ないです。

甘いものが食べたくなる時は、ストレスが溜まっていることが多いです。脳がストレスを和らげようと、幸せホルモンを出そうとします。甘いものを食べて、幸せホルモンが出た経験を脳は覚えていますから、ケーキやチョコレートを口に入れた瞬間の「わぁ、幸せ！」となるあの瞬間に、多幸感を感じます。そのため、甘いものが食べたくなるのです。

ここで、どうして自分は甘いものを食べたくなっているのかを、振り返ってみましょう。ストレスでしょうか、疲れでしょうか。たとえダイエット中であっても、疲れている時やストレスが溜まっている時は、脳が甘いものを欲します。それは自然なこと。そのため、家には糖質オフのお菓子を買って置いておきましょう。お店に行って衝動買いをするのではなく、事前に準備しておきます。また自分へのご褒美として、週末には甘いものは食べても良いなど、ルールを決めましょう。甘いものを食べる時は、その質と食べ方が大切。もちろん、可能なら甘いものを食べる時も、食前キャベツは忘れずに。

第4章でも伝えましたが、外食時などは食後のデザートとして甘いものを食べるなら問題ありません。食事の際に、野菜を食べているからです。野菜が食べられなくても、神経質になる必要はありません。ふだんからキャベツを食事の度に食べることを習慣にしていれば、常に腸にはキャベツが残っているからです。僕も甘いものは食べていますが、体重は変わりません。もしも甘いものをたくさん食べたり、夜遅い時間に食事をして体重が増えてしまったとしても、また1週間で戻せるので心配はいりません。例えば、1年で10キロ体重が増えるとしたら、1日に増えるのは28グラム。1日に28グラム増えるのは、微差の範囲です。そのためケーキを1日食べたとしても、大きな影響はありません。気にし過ぎて苦しむよりも、食べることを楽しみましょう。

甘いものを食べたい時の、チョコレートのすすめ

僕の友人に、チョコレートの専門家がいます。国際ローチョコレート協会の代表理事で、ローチョコレートのショコラティエでもある狩野玲子さんです。彼女が、チョコレートがダイエットの強力な味方になることを教えてくれました。

チョコレートといえば、甘いものが食べたくなる時の代表的なスイーツの1つ。食

べ過ぎれば太ることは間違いありませんが、それは選び方と食べ方で大きく変わるそうです。

まずは、チョコレートに含まれた油について知っておきましょう。チョコレートには、糖質と脂質の両方がバランス良く含まれているため、美味しいと感じられます。カカオの中には、カカオバターという脂質が含まれており、これは天然の油分で太らないタイプの脂質です。油には、飽和脂肪酸のものと不飽和脂肪酸のものがあり、サラダ油や天ぷら油は不飽和脂肪酸で、身体を錆びさせる酸化しやすい油です。チョコレートに含まれる油であるカカオバターは飽和脂肪酸で、実はカカオ豆の中の55％以上が油分です。その油分には、ステアリン酸、オレイン酸、パルチミン酸という３つの油分があり、その中でもステアリン酸がもっとも多く含まれています。ステアリン酸は飽和脂肪酸で酸化しないタイプで、脂肪として蓄えられずに、外に出ます。

そう聞くと、チョコレートは優秀だと感じませんか？　ですが大きな落とし穴があります。僕たちがよく見る市販のチョコレートは、純粋に飽和脂肪酸だけのものは少ないのです。これは、商品パッケージに表記されている食品成分表を見ても、正確には判断しづらいでしょう。食品成分表には「植物油脂」とだけ書かれたものも多く、その場合は粗悪な油が含まれているケースもあります。

今までよりも、少し気をつけることがポイントです。


次の段階としては、本物のチョコレーを選び、食べるようにしましょう。カカオは、食べ過ぎても身体に弊害が出ることはありません。ビタミンCと同じように、摂り過ぎた栄養分は体外に流されます。狩野さんは、1日に25グラム摂取することを勧められています。チョコレートには、食欲を抑制する効果があるので、朝食前、昼食前、おやつの時間、夕食前、夜食と5グラムずつ5回に分けて摂取しましょう。しかし、これは本物のチョコレートに限ります。一般的に多く市販されているミルクチョコレートなどには、砂糖が7割以上含まれていますから気をつけましょう。

本物のチョコレートとは、ハイカカオで、原材料が植物性のみのものを言います。

最近は、カカオ50％以上のものも増えてきました。70％、１００％のものも。残念ながら、原材料がピュアであればピュアであるほど日本には入ってきにくいですし、品質にこだわれば値段は高額になります。狩野さんが製造、販売されているローチョコレートは、まだ認知度は低いですが、ダイエット中でも食べられる、そして体にも良いチョコレートとして、徐々に注目され始めています。

ふだんミルクの入った甘めのチョコレートを食べている人にとっては、いきなりカカオ50％以上のチョコレートを食べるのは少し大変だと思います。ですから、少しずつ％の数字を上げていきましょう。まずは、「選ぶ」という視点を持つことが大切です。僕のお客様に、最初は30％からスタートして徐々に慣らしていき、今では86％が一番美味しく感じるようになったと話されている人がいました。人の味覚は、変わります。そして味覚が変わるとチョコレートだけでなく、食生活全体や気持ちが変わることもあります。摂取するチョコレートを選び、甘いものを太るためではなく痩せるために取り入れるようにしましょう。

あなたのスマートフォンの待ち受け画面はどうなっていますか？

あなたのスマートフォンの待ち受け画面は、何が設定されていますか？　前章でも少しお伝えしましたが、例えば女性の場合は自分がなりたいスタイルのモデルさんの水着姿の写真や、憧れている女性の写真を待ち受け画像にするのも良いですね。

スマートフォンの待ち受け画面は、１日で最も見る回数が多い場所。ここに、未来のゴールを設定し、表示しておきましょう。また写真だけではなく、その写真に「痩せたら、こうなる！」と文字を入れられるアプリもたくさんあります。他にも、「ケーキは土日に」や、「３キロ減ったら映画を観に行く」など、ご褒美を書くのもおすすめ。あなたが叶えたいことを書くのもいいですね。

１９６８年にアメリカの心理学者ロバート・ザイオンス氏によって広められた、ザイオンス効果をご存知でしょうか。日本語では、単純接触効果といって、接する回数が多いほど無意識のうちに脳に深く刻まれ、行動につながることをいいます。テレビやSNSで流れるCMなども、この効果を利用しています。スマートフォンの待ち受け画面を何度も目にすることで、行動が自然に伴うようになります。

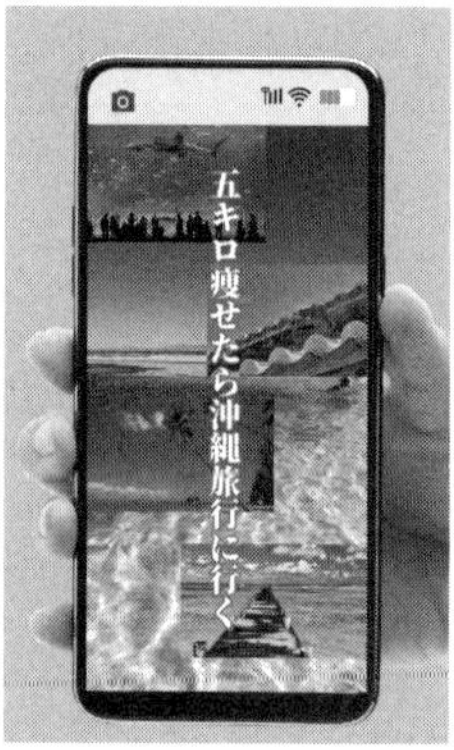

キャベツに飽きた時の対処法

キャベザップCLUBのメンバーの中でも、キャベツに飽きてしまったという声を聞くことがあります。僕は飽きることはありませんが、どうしても飽きてしまったという人のための対処法をご紹介します。

①ベジライス

大根をみじん切りにして、お茶碗に入れましょう。白くて茶碗に入っているため、見た目はごはんと変わりません。僕はこれを、大根ライスと呼んでいます。以前、キャベザップCLUBのメンバーで、ある実験をしました。から揚げ弁当のご飯を取り出し、代わりに大根ライスを入れました。その写真をアップして、「この写真で、何かおかしいところは見つかりませんか？」と書きました。すると、誰も見つけることができなかったのです。それほど、見た目はご飯と変わりません。

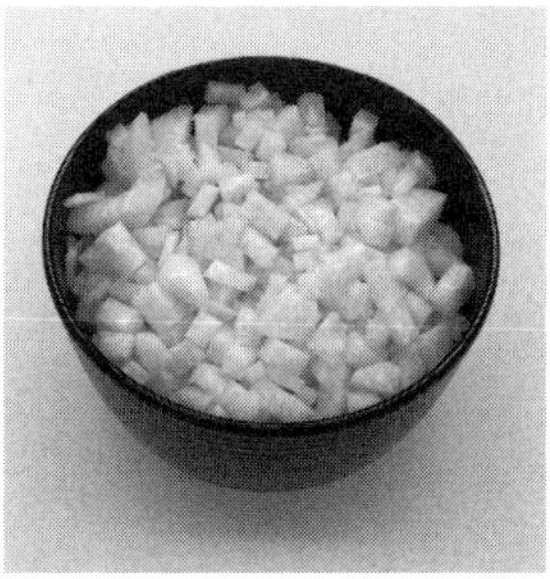
大根のベジライス

キャベツに飽きたからと言ってご飯の量を元に戻してしまっては、リバウンドしてしまいます。大根ライスの他にも、カリフラワーライスもあります。ブロッコリーや、キュウリでも可能です。これらをみじん切りにして、食前に食べるだけ。このベジライスは、白米に比べると糖質が80パーセントも低いですから、ダイエット中なのにご飯がやめられない人におすすめです。

ベジライスは、ご飯と同じように使うことができますから、例えばカレーの白米をベジライスにしたり、チャーハンの米をベジライスにすれば、味付けは同じなので、チャーハンの味を楽しめます。ご飯の上に何か乗せるどんぶり料理の場合は、ご飯をベジライスにするだけでOKです。

②しらたきラーメン

ラーメンが食べたくなった時は、麺をしらたきに代えてみましょう。ラーメンのスープは、そのまま使います。小麦の麺と食感は違いますが、スープと一緒に口に入れた時の味はしっかりあります。しらたきはこんにゃくでできていますから、小麦の麺よりもかなり糖質が低くなります。しかも食感はしっかりあるので、満足感もありますよ。

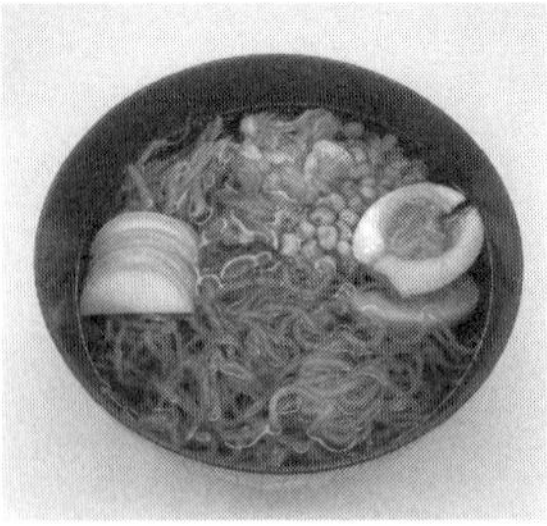

しらたきラーメン

また夏には冷やし中華や冷麺を食べるかのように、麺の代わりにキャベツやキュウリを千切りにして食べると美味しいです。ぜひ、試してみてください。

我慢できずに食べてしまった時のリカバリー方法

ダイエット中に、食べてはいけないと思いながらも食べてしまった時には、「あー、やっちゃった」と自己嫌悪におちいったり、気持ちが不安定になることもあるかもしれません。ですが、何度も言いますがキャベツをふだん食べている人は心配する必要はありません。前日に食べたキャベツも、朝に食べたキャベツも、胃腸の中に残っていますから、また次の食事でまたキャベツを食べる食事に戻していけば良いのです。1日キャベツを食べない食事をしたとしても、また次の日からキャベツを食べる食事にすれば、1週間で元に戻ります。その辺りは、ゆるく考えて食前キャベツを続けていきましょう。

キャベザップを始める前は、食前キャベツの習慣はありませんでした。それまでは、糖質をそのまま胃腸に入れ続けていたわけです。そうして太ってきました。キャベツや野菜を食べない生活を続けていれば、腸の中は糖でいっぱいになります。ですから、不安材料をなくすためにも食前キャベツの習慣を忘れないようにして、常に胃腸にキャベツがある状態を目指しましょう。僕自身も、お菓子は大好きでよく食べます。スナック菓子は、やめられません。しかし常にキャベツが腸にある状態なので、太りません。

3人1組キャベツダイエット宣言

ダイエットに限らず、勉強や仕事の課題などにおいても、1人でやりこなすのは難しいと思いませんか？　ダイエットはとくに、孤独だとやり遂げられない人も多いです。では、2人で始めた時はどうでしょう？　2人で取り組んでいる場合、片方が事情により一度休む時があれば、もう1人もやらなくなってしまいます。しかし、3人いる場合は違います。1人が参加できない時も、2人一緒に続けることができます。3人一緒に目標達成した後のご褒美を考え、キャベザップを進めていきましょう。

3人でLINEなどでグループを作り、その日に食べたものの写真を撮って送り合います。SNSやコミュニティなどで、一緒にダイエットしたい人を募りましょう。グループ内で、体重を書いても良いですね。体重を書きたくない人は、前日よりもマイナス何キロというように書くといいですね。数値化していくことが重要です。そして、3人で3か月後の目標を決めましょう。目標を決めて、現在地をもとに、3か月後にマイナス5キロや、マイナス3キロと定めます。そしてまずは応援し合いながら、3か月間続けましょう。その際には、キャベツダイエットの最中でも、達成した後の喜んでいる笑顔の姿を、イメージしてください。そしてみんなで目標を達成したその時には、喜びを分かち合い、お互いに褒めまくりましょう！

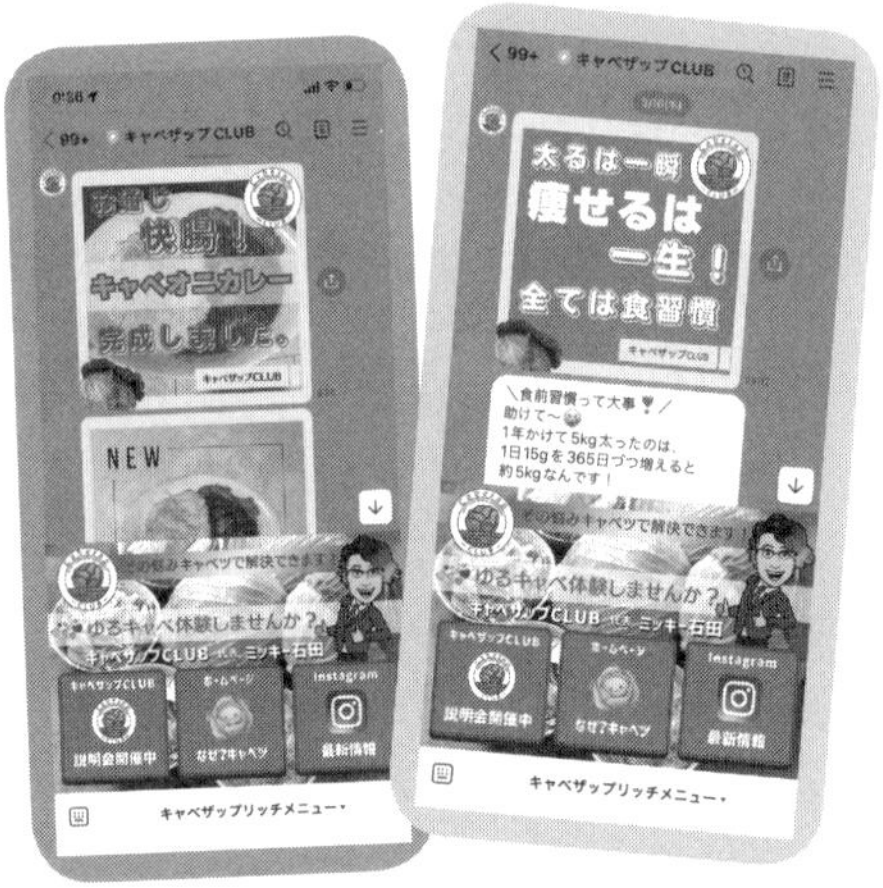
キャベザップCLUB
キャベオニカレー
NEW
ゆるキャベ体験しませんか？
説明会開催中
なぜ?キャベツ
Instagram
最新情報
キャベザップリッチメニュー
太るは一瞬
痩せるは
一生！
全ては食習慣
1年かけて5kg太ったのは、
1日15gを365日づつ増えると
約5kgなんです！

グループの人数は、多過ぎてはいけません。例えば50人のグループで一緒にやった場合、そこに自分が投稿したかどうかは目立ちません。私くらいやらなくても良いかという考えが出てしまいます。それに、全員が褒め合うことも難しいです。あの人は褒められたけれど、私は褒められなかったという事態も発生します。そうして、一人ぼっちだと感じてしまうのです。ですからグループでやる時には、人数を増やし過ぎないでください。1人にしっかり注意が向けられ、寄り添ってくれるパーソナルジムが人気なのは、そのためです。しかし、パーソナルジムは高額なので、気軽に始められないというハードルがありますよね。

3人1組でゲーム形式にして競争し合うのも、面白いですね。例えば50人グループの中で3人グループを何組も作って、チーム戦にするのです。3人の減量体重の数を、競い合います。そして優勝チームに商品を用意すれば、盛り上がります。

また3人の中でも、ゲーム的に競ってもいいですね。仮に3人が5000円ずつ出し合えば、1万5000円が集まります。そして3か月後の結果で、1位の人は1万円を受け取り、2位の人は3000円、3位の人は2000円とするのです。金額はいくらが盛り上がるのか、考えてみてください。とにかく面白く進めることが大切です。また個人の目標以外に、3人の合計数での目標も立てましょう。例えば3か月でマイナス10キロという目標を3人で立てていた場合、1人がマイナス4キロで他の2人がマイナス3キロずつでも、合計がマイナス10キロになっていればみんなでお祝いをします。ダイエットを、ゲームのように楽しみましょう。ダイエットは続かなくても、ゲームは続きます。そこで、ダイエットも、ゲームにするのです。

ただし、もし目標体重に達成できなかった場合には、反省会はしないでください。

ダメなところを言い合うことはしません。３か月間頑張ってきたことを称え合う会、ネクストワン会にしましょう。「次はさらに良くなる」というテーマが大切です。痩せたか痩せられなかったかではなく、３か月間頑張ったということに「〇（マル）」をつけましょう。例え目標の３キロを達成しなくても、１キロは痩せられたかもしれません。スタートから減っているということを、２人に褒めてもらいます。そしてまた来月からやっていこうと、今までやってきたことを続けていくだけです。そして続けていく中で、「さあ！今日も楽しもう」と言い続けてください。頑張るのではなく、食前キャベツを一緒に楽しみましょう。

目的（なりたい自分）VS欲求（ダイエットやめたい気持ち）勝負での勝ち方

痩せたいと思っているのに、食べたいとも思ってしまう。痩せたいという「目的」と、食べたいという「欲求」は、自分の中で常に闘っています。しかしこれは、今に始まったことではありません。あなたが30年間生きてきたなら、30年間闘い続けてきました。小さい頃に甘いものを食べ、その楽しさ、喜びを知っています。だから、常に闘い続けるのです。痩せたいけれど、食べたいという思い。これは、ダイエットを始めようと思ったから始まったのではなく、それ以前から闘い続けてきたということを知ってください。

ダイエットを開始する時が、闘いを開始した時だと思っている人は多いです。その瞬間に、「いざ戦場へ」と気合を入れ、辛い思いを始めてしまいます。闘いたい人は、いません。それなのになぜか、みなさん闘ってしまいます。コンビニへ行き甘いものを見つけた時に、「敵が来た」と感じてしまっています。

そこで勝つためには、自分がどれだけ優位に立つかが大切です。痩せたい理由は、何ですか？　痩せたら、どんなことがしたいですか？　例えば、痩せたい理由が「結婚したい」の場合は、結婚したい自分と食べたい自分、どちらが勝つでしょうか。天秤にかけたら、「結婚したい」という思いに勝つものはないですよね。絶対王者に君

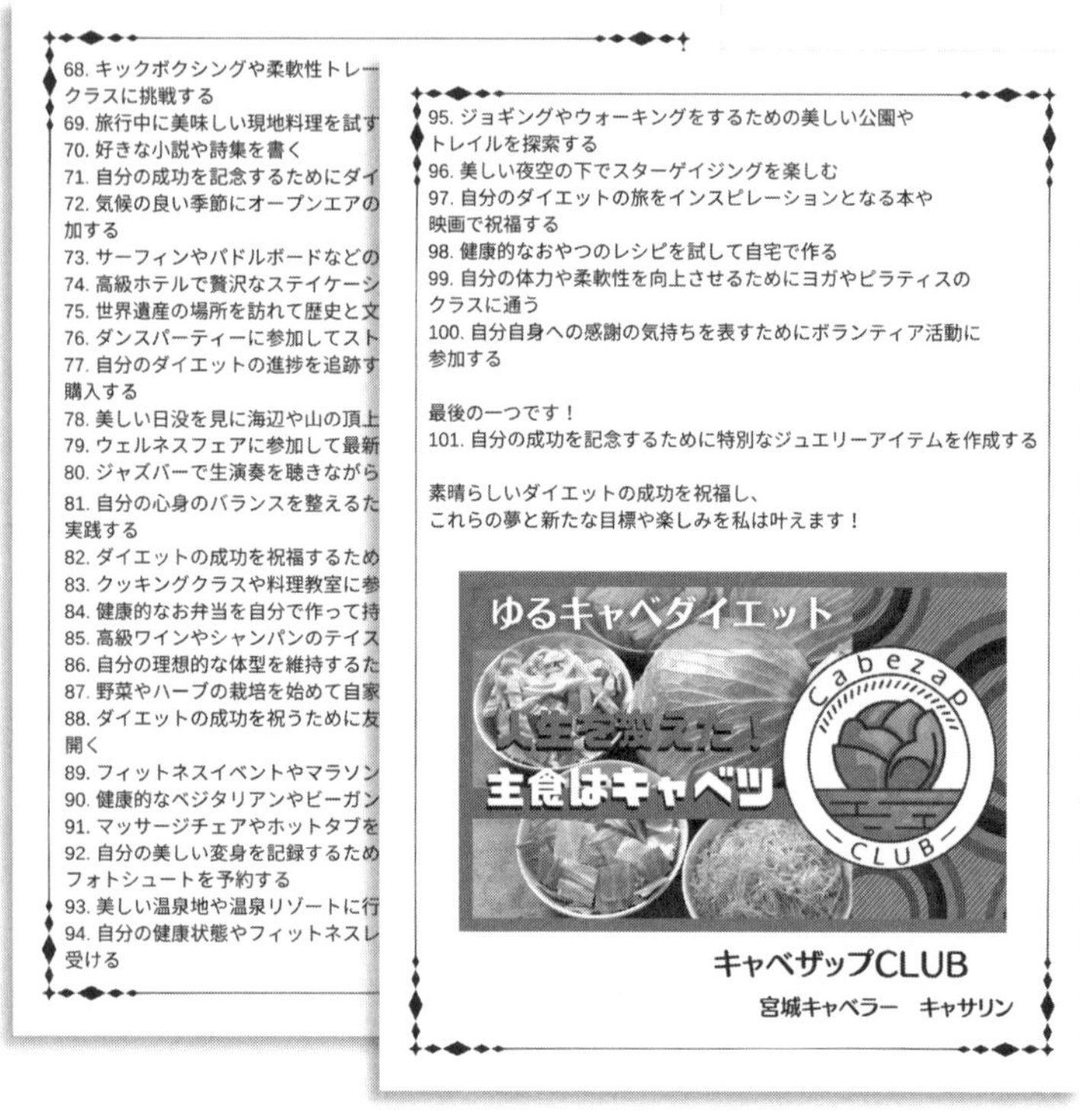
68. キックボクシングや柔軟性トレー
クラスに挑戦する
69. 旅行中に美味しい現地料理を試す
70. 好きな小説や詩集を書く
71. 自分の成功を記念するためにダイ
72. 気候の良い季節にオープンエアの
加する
73. サーフィンやパドルボードなどの
74. 高級ホテルで贅沢なステイケーシ
75. 世界遺産の場所を訪れて歴史と文
76. ダンスパーティーに参加してスト
77. 自分のダイエットの進捗を追跡す
購入する
78. 美しい日没を見に海辺や山の頂上
79. ウェルネスフェアに参加して最新
80. ジャズバーで生演奏を聴きながら
81. 自分の心身のバランスを整えるた
実践する
82. ダイエットの成功を祝福するため
83. クッキングクラスや料理教室に参
84. 健康的なお弁当を自分で作って持
85. 高級ワインやシャンパンのテイス
86. 自分の理想的な体型を維持するた
87. 野菜やハーブの栽培を始めて自家
88. ダイエットの成功を祝うために友
開く
89. フィットネスイベントやマラソン
90. 健康的なベジタリアンやビーガン
91. マッサージチェアやホットタブを
92. 自分の美しい変身を記録するため
フォトシュートを予約する
93. 美しい温泉地や温泉リゾートに行
94. 自分の健康状態やフィットネスレ
受ける

95. ジョギングやウォーキングをするための美しい公園や
トレイルを探索する
96. 美しい夜空の下でスターゲイジングを楽しむ
97. 自分のダイエットの旅をインスピレーションとなる本や
映画で祝福する
98. 健康的なおやつのレシピを試して自宅で作る
99. 自分の体力や柔軟性を向上させるためにヨガやピラティスの
クラスに通う
100. 自分自身への感謝の気持ちを表すためにボランティア活動に
参加する

最後の一つです！
101. 自分の成功を記念するために特別なジュエリーアイテムを作成する

素晴らしいダイエットの成功を祝福し、
これらの夢と新たな目標や楽しみを私は叶えます！

ゆるキャベダイエット
人生を変えた！
主食はキャベツ
Cabezap
CLUB

キャベザップCLUB
宮城キャベラー　キャサリン

臨している状態です。どんな敵がきても、倒すことはできないでしょう。しかし、それでも、ダイエットが確実に続く人は少ないですし、太っては痩せての繰り返しです。

ですから、痩せたら起きる嬉しいことを全て出し切りましょう。例えば、「沖縄に行きたい」だけだと、1つだけで終わってしまい

キャベザップ目標達成・夢リスト101個

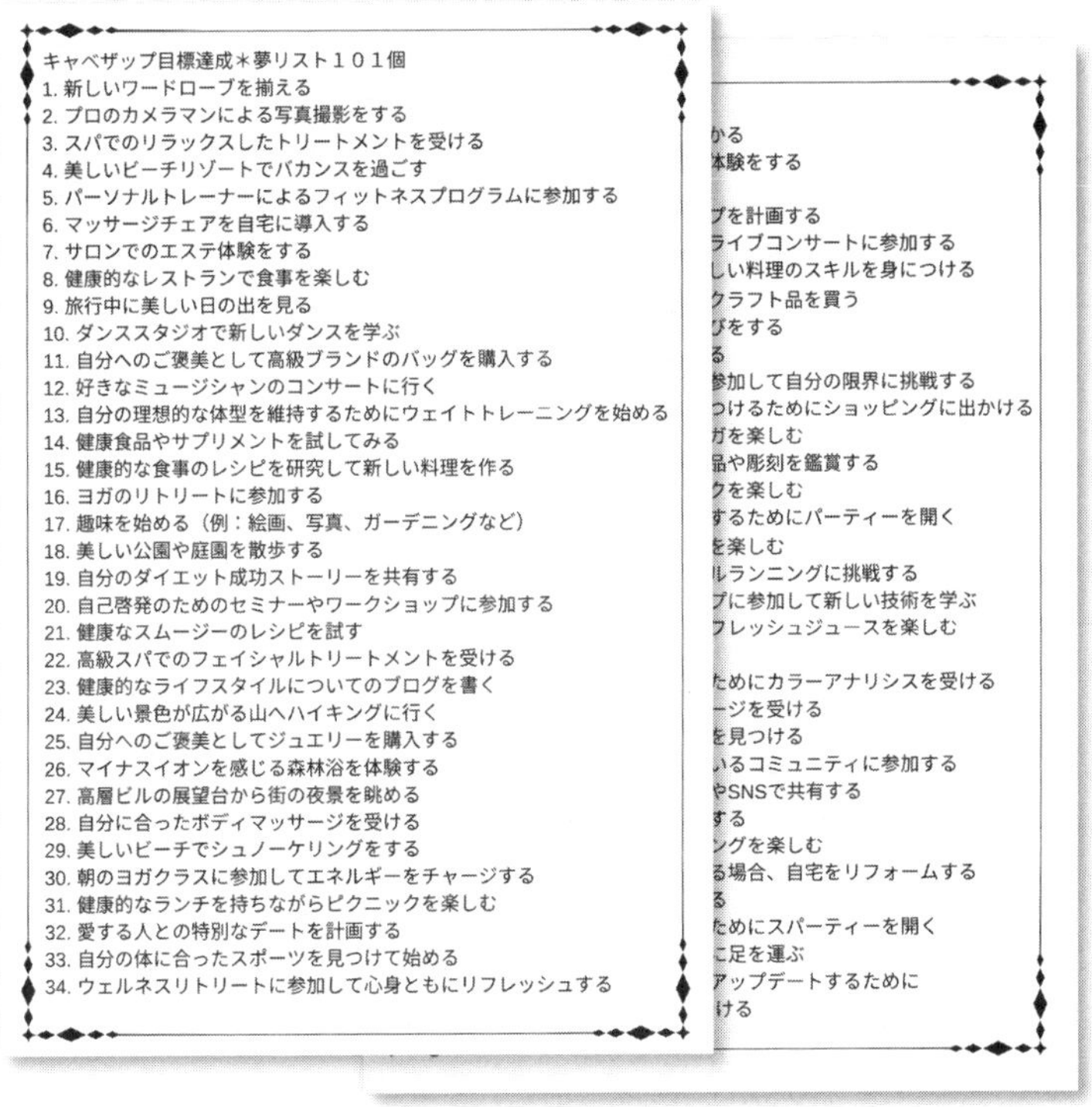
キャベザップ目標達成＊夢リスト１０１個
1. 新しいワードローブを揃える
2. プロのカメラマンによる写真撮影をする
3. スパでのリラックスしたトリートメントを受ける
4. 美しいビーチリゾートでバカンスを過ごす
5. パーソナルトレーナーによるフィットネスプログラムに参加する
6. マッサージチェアを自宅に導入する
7. サロンでのエステ体験をする
8. 健康的なレストランで食事を楽しむ
9. 旅行中に美しい日の出を見る
10. ダンススタジオで新しいダンスを学ぶ
11. 自分へのご褒美として高級ブランドのバッグを購入する
12. 好きなミュージシャンのコンサートに行く
13. 自分の理想的な体型を維持するためにウェイトトレーニングを始める
14. 健康食品やサプリメントを試してみる
15. 健康的な食事のレシピを研究して新しい料理を作る
16. ヨガのリトリートに参加する
17. 趣味を始める（例：絵画、写真、ガーデニングなど）
18. 美しい公園や庭園を散歩する
19. 自分のダイエット成功ストーリーを共有する
20. 自己啓発のためのセミナーやワークショップに参加する
21. 健康なスムージーのレシピを試す
22. 高級スパでのフェイシャルトリートメントを受ける
23. 健康的なライフスタイルについてのブログを書く
24. 美しい景色が広がる山へハイキングに行く
25. 自分へのご褒美としてジュエリーを購入する
26. マイナスイオンを感じる森林浴を体験する
27. 高層ビルの展望台から街の夜景を眺める
28. 自分に合ったボディマッサージを受ける
29. 美しいビーチでシュノーケリングをする
30. 朝のヨガクラスに参加してエネルギーをチャージする
31. 健康的なランチを持ちながらピクニックを楽しむ
32. 愛する人との特別なデートを計画する
33. 自分の体に合ったスポーツを見つけて始める
34. ウェルネスリトリートに参加して心身ともにリフレッシュする

かる
体験をする
プを計画する
ライブコンサートに参加する
しい料理のスキルを身につける
クラフト品を買う
びをする
る
参加して自分の限界に挑戦する
つけるためにショッピングに出かける
ガを楽しむ
品や彫刻を鑑賞する
クを楽しむ
するためにパーティーを開く
を楽しむ
ルランニングに挑戦する
プに参加して新しい技術を学ぶ
フレッシュジュースを楽しむ
ためにカラーアナリシスを受ける
ージを受ける
を見つける
いるコミュニティに参加する
やSNSで共有する
する
ングを楽しむ
る場合、自宅をリフォームする
る
ためにスパーティーを開く
こ足を運ぶ
アップデートするために
ける

ます。そうではなく、もうこれ以上出てこないというところまで書ききるのです。僕はこの「痩せたら起きる嬉しいこと」を１０１個書くことをおすすめしています。１００個出し切るのは、簡単ではありません。ですが１００個出し切った時には、達成感を感じるでしょう。そしてその全て出し切った後の最後の1個は、深いところから出てきます。本当に自分のしたかったことは、何でしょうか。その1個を知るために、ぜひ101個書いてください。

101個を書き終わったら、ぜひ友達や仲間に見せてください。3人1組の仲間ができていたら、もちろんその仲間にも見せてください。アウトプットすることで、自分自身にもより明確になります。この101個のリストは、書くだけでもワクワクします。そして、食べたいという欲求に負けそうになった時には、このリストを見返しましょう。

体重計に乗ったらやってほしい3つのこと

再度、体重について触れておきましょう。ダイエット中は、日々体重の数字を見て過ごすことになります。いち早く結果を出すために、ぜひ以下の3つのことを守ってください。

①計る時間を決める

体重が一番減っているのは、朝起きてトイレに行った後です。夜寝ている間に消化吸収をしているので、この時が一番痩せています。より減っている時に計ることにより自己肯定感が上がるため、朝に計ることをおすすめしています。夜ではダメなのかと聞かれることがありますが、夜に計る場合は時間を決め、毎日同じ時間に計ってください。

②体重計の数値を写真に撮る

スマートフォンと連動し、自動的に記録してくれる体重計もありますが、連動できないタイプの体重計を使っている人は、体重計に表示された数値の写真を撮影しましょう。見える化し、現在地を知ることが大切です。

③写真フォルダを作る

写真を撮ったら、次はその写真を入れていくフォルダを作りましょう。フォルダの中に写真を溜めていくと、数字の変動がわかりやすいです。これを面倒に感じる人は、アプリを使用してください。日々の微差による変動が目に見えるので、今日はご飯を半分にしようとか、飲み会の回数をセーブしようなど、行動に移すことができます。

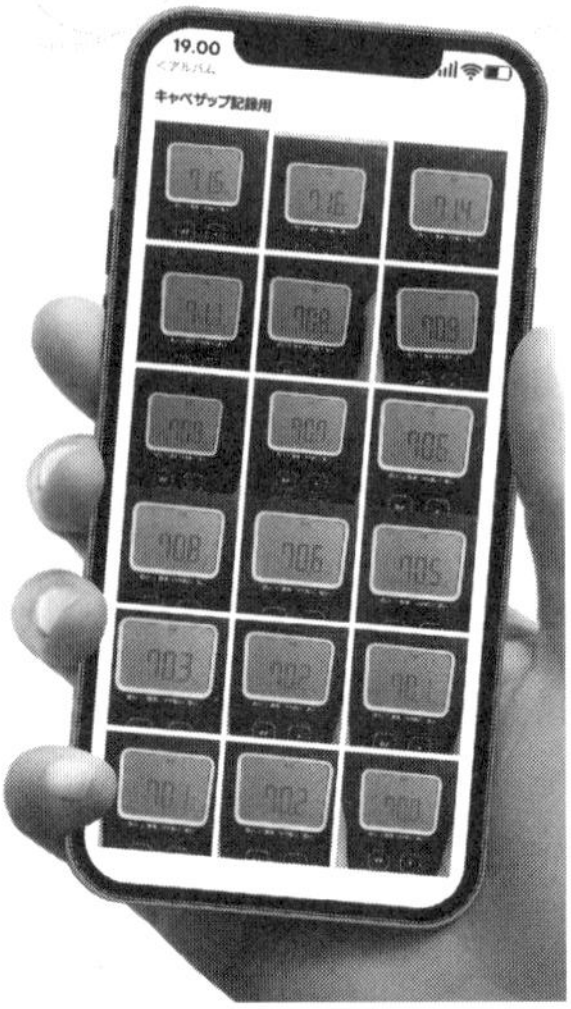

ダイエット中は、見える化をしておかないと食べ過ぎに気がつくことができません。体重計に乗らない人は、太っている人が多いです。自分が現在何キロなのかを見たくないという、自己逃避の結果です。体重計に乗らなくてもコントロールできる人は、まれでしょ

う。体重計を持っていないという人は、ぜひ買いに行ってください。

そして家電量販店に行ったら、その自分に「〇（マル）」をつけます。そして体重計を選んだら「〇」、買ってきた自分に「〇」というように、どんどん「〇」をつけていきます。よく買ってきたけれど箱に入ったまま1週間過ぎているという人がいますが、その人たちは「〇」の量が足りていません。まずは、買ってきたことに「〇」がつけられていないからです。意識をしただけ、行動をしただけと、結果がダメだったとしても、やってきたことに「〇」をつけましょう。

ダイエットに必要な4つの承認

ダイエットには、いくつもの承認をすることが大切です。承認とは、自分を受け入れること。ダイエットの成果が出た時にだけ、自分のことを「すごい」「えらい」と認めるだけではダメだということ。僕たちキャベツ大好きキャベラーにとって、大切な承認は4つあります。少し難しく感じるかもしれませんが、知っておくとダイエットの考え方も大きく変わるのでお伝えします。

①成果承認

成果承認とは、「明らかになった結果」に対して行うもの。具体的には、「痩せてすごいね」「365日以上続けているなんてすごいね」「新規顧客が増えていてすごいね」「売上が上がってすごいね」「テストで100点が取れてすごいね」などです。このように、わかりやすい成果が出ているため、承認（受け入れること）することはとても簡単です。

ですが結果ばかりを見て、この成果承認だけを行っていると、悪影響が出てきます。それは、成果が出ていないと自分を認めることができないので、自分を否定してしまうんですね。成果承認以外の承認を知らないと、多くの「X（バツ）」をつけている人が多いです。ダイエットに関しても、成果の出た時だけ自分を褒めていませんか？

②行動承認

朝に起きようと思い、前夜に目覚ましを朝6時にセットするという行動をした。この動いたことに「○」をつけます。受験やテストもそうです。結果がどうだったかは関係ありません。行動したことに対して「○」をつけるのです。

結果がダメだった時に、この行動したことにまで「X」をつけてしまう人が多いです。テストや営業の成績が悪いと、行動の仕方がダメだったのか、まだ足りなかったのか、などと「X」をつけます。人生では、結果が出ないことも多いです。100点を取り続けることは難しいでしょう。結果が悪かったとしても、そこに「○」をつけられるかが大切です。思ったことに「○」、行動したことに「○」、キャベツでダイエットをしようと思ったことに「○」、キャベツを買ってきたことに「○」です。そして体重計に乗ったこと、ご飯の量を半分に減らしたこと、行動の一つひとつに「○」をつけてください。

③意識承認

僕たちは過去の経験をベースに、失敗した経験や成功した経験で自分を作っていきます。その過程で、ただ「やってみよう」と思ったことに「○」をつけられていますか？　チャレンジをしようと思ったことに「○」をつけること意識承認といいます。よく親が子供に「勉強しなさい」と言い、子供が「今やろうと思ったところなのに」と返すシーンがあります。これは、やろうと思ったことに「○」です。ダイエットでも同じ。ダイエットしようと思ったけれど、三日坊主で終わってしまった場合、自分に「X」をつけていませんか？　しかしここでは、ダイエットをしようと思ったということに「○」をつけましょう。この「やろうと思った」、意識をしたことが大切です。意識をしなければ、その後の行動も成果もありません。そのため意識をするということは、とても大切なのです。

④存在承認

可愛らしい赤ちゃんを思い出してください。そこにいるだけで、大きなパワーを感じます。そう、存在しているだけで「○」なんです。赤ちゃんは、おっぱいを飲み、うんちをして、泣いて、寝ている生活で、生産性はありません。ただ存在しているだけでいいのです。これを、存在承認と言います。僕たちも、最初は赤ちゃんでした。赤ちゃんから大人になっただけ。存在するだけで、生きているだけで「○」なのです。

この4つの「承認」は、ダイエットだけでなく日常生活全体で行います。朝起きられなかったことに「X」をつけるのではなく、朝起きようと思った自分に「○」をつけます。日曜日に掃除をしようと思っていたのに、できなかった時にも「○」です。このように、日常から「○」をつけていくことが、ダイエット成功につながっています。

過去の経験や思い癖から、自分に「X」をつける人は多いです。過去にたくさんのチャレンジをしてきた人ほど、またできなかったと「X」をつけます。これまでの人生で、「あれもこれもやってきた」ということに、「○」をつけましょう。

この本に出会って、今まで自分に「○」をつけてこなかったことに気づけたことに、「○」をつけてください。そうして少しずつ自分自身を認めていくと、自分に対する「○」が増えていきます。

そして、自分への言葉がけも忘れないでください。人は誰でも、誰かに褒めてほしいと願っています。誰かに「痩せたよね」と言われないと、私は痩せていないのだと思ってしまいます。先日、久しぶりに再会したキャベザップをやっている人に、「痩せたでしょ？」と声をかけると、とても喜んでくれました。承認されると、嬉しいものです。その人は言っていました。「なかなか他人は、痩せたことに気づいてくれません。だけど自分で気づいていれば、○です」と。たとえ他人が気づいてくれないとしても、自分で自分に「○」をつければOKです。言葉による、承認シャワーを浴びさせてください。

キャベザップにチャレンジする期間を3か月と決めたら、達成したのか、それともしていないのか、それは3か月後にしかわかりません。しかしそれまでにも、何度も小さな「○」を重ねています。毎日「今日も頑張った」と自分に「○」をつけてください。痩せたい自分と食べたい自分に対して、今日も私は楽しめたなと言葉をかけましょう。自分に対してのチャレンジをした自分に、「○」をつけるのです。「楽しんだね」という言葉がけが大切です。身体は食べたもので作られ、思考は自分の吐いた言葉で作られます。耳で聞いて、脳に入ります。ですから、思うだけでなく声に出しましょう。言葉の力には､すごいものがあります。「今日も楽しめた」「今日もえらいぞ」と、声に出していきましょう。その積み重ねで、ダイエット自体を楽しめて、思っていなかった結果が出るのです。食前キャベツを楽しみながら食べつつ、自分自身への言葉がけも楽しみましょう。キャベザップＣＬＵＢは、いつでもあなたの味方です。

その10

秀島　圭介さん（宮城県在住　40代）　スタート時体重68キロ

ストレスで体重が増えてしまったことに悩み、必死にランニングをして体重を減らす努力をしましたが、元の体重に戻らず悩んでいる時に、キャベザップに出会い始めました。キャベザップは日常の食生活にはもちろんのこと、たまに暴飲暴食が続いてしまった時にも有効です。体重は大幅に増えず、増えた分もすぐに戻すことができます。そして、便通も良くなりました。スタートしてから1か月で4キロ減。そのまま体重64キロをキープしています。次の目標は、筋トレや運動をしてスタイルを良くすることですね。

その11

町田　敏也さん（神奈川県在住　40代）

3年ほど前に、過度のストレスによりうつ病を患いました。それにより体重が10キロ増

体験談

加し、76キロになりました。その後、ランニングなどの運動を続け、2年半で6キロの減量をしました。しかしそこからはどう頑張っても体重を減らすことができず、精神的につらくなり運動をやめました。その後キャベザップに出会い、私は食前にお椀一杯の千切りキャベツを食べることを習慣にしました。3か月以上楽しみながら続けていると、減らなかった体重が4キロ減りました。結果20歳の頃と同じ66キロになり、現在も66キロをキープしています。

おわりに「食前キャベツの極意は、楽しむことが一番！」

この本は、僕が2年以上にわたり続けてきた食前キャベツダイエットを記録したものです。僕はこのダイエット法に出会って以来、健康的な減量と心地良い体調を手に入れることができました。この本を通じて、食前キャベツダイエットを実践するあなたに、喜びと健康をもたらすことを願っています。

僕が食前キャベツダイエットを開始した当初は、これほど多くの人々に支えられるなんて思ってもいませんでした。このページをお借りして、感謝の気持ちを伝えさせてください。

まず、1年中美味しいキャベツが食べられるように生産してくださっているキャベツ農家さんに感謝します。僕はキャベツ農家さんに伝えたいことがあります。それは、キャベツ農家の方々はキャベツを生産しているのではなく、人の体の健康を作ってくださっているということ。僕は、これから全国を回ってキャベツ愛を伝えていきます。

次に、一緒に食前キャベツダイエットを実践してきた方々へ。あなたの決意と継続は、私にとっての大きな励みとなりました。一緒に頑張ってきた日々は、僕たちの絆を深め、共通の目標に向かって進む喜びを分かち合うことができました。僕たちの成功は、お互いの支えと協力の賜物です。本書を通じて、僕たちの経験が他の人々にも勇気と希望を与えられますように。

そして、僕の家族や、経営している美容室の多くのお客様へ。僕の食前キャベツダイエットへの取り組みを応援し、励まし続けてくれたことに感謝します。僕が迷ったり、落ち込んだりすると、いつも優しく励ましてくれました。あなたの存在が私の支えとなり、困難な時でも諦めずに進む勇気を与えてくれました。本当にありがとうございます。

さらに、ダイエットコミュニティのキャベザップCLUBの仲間や、SNSを通じて知り合ったあなたへ。みなさんからの情報やアドバイスは、僕が食前キャベツダイエットを成功させるために貴重なものでした。ダイエットのヒントやレシピの共有、お互いの進捗報告など、みなさんとの交流は僕のモチベーションを高め、新たな発見や気づきを与えてくれました。みなさんの応援があったからこそ、僕は継続する力を持ち続けることができました。

食前キャベツダイエットを書籍化まで導いてくださった、笑がお書房の伊藤英俊氏、出版企画書を親身になって考えてくれた趣味起業コンサルタント®の戸田充広さん、食前キャベツに挑戦してくれて、僕の想いを言語化してくれた敏腕ブックライターの戸田美紀さん、監修をして頂きました谷口一則先生、僕が出版する時にはイラストを書いてもらうことが夢だったイラストレーターのアベナオミさん、ショコラティィエの狩野玲子さん、2年以上一緒にやってきたキャベザップCLUBトレーナーの菊地比呂子さん、体験談にご協力いただいた仲間たちにも感謝の意を表します。みなさんのご尽力が、本書の完成に繋がりました。素晴らしいチームワークとプロフェッショナリズムに感銘を受けました。

最後に、この本を手に取ってくださったあなたへ。この本に出会った日がダイエット記念日です。僕の経験や知識が、あなたの健康や幸せに寄与することを願っています。食前キャベツダイエットは、ただ単に体重を減らすだけではなく、心身の健康を改善するための手段です。あなたがこの本を通じて、人生にポジティブな変化をもたらせることを心から願っています。

食前キャベツダイエットの本が出版されたことを機に、僕の人生は新たな章を迎えます。全国出版記念講演会を開催し、キャベツ農家さん応援企画も始めます。そして、全国キャベラー会も発足し、みんなでキャベツBBQ大会も開催しましょう。

自分自身を大切にし、食前キャベツダイエットを楽しんでください。僕からエールを送ります！　食前キャベツダイエット「キャベザップ」は、あなたの健康と幸せの未来を輝かせる一歩となるでしょう。

『もうあなたは痩せている。おめでとう。せーの！キャベキャベツー』

２０２３年９月吉日　二度と太らないキャベザップＣＬＵＢ代表　ミッキー石田

監修者から

「理想の食習慣で、痩せた身体と健康を手に入れよう」

私が2022年に出版した書籍、『なぜ、あのおっちゃんはいつも元気なのか』の中には、身体を元気に保つために食べる順番について書いています。食べる順番を考えることは、非常に重要なこと。これは生活習慣病の代表である糖尿病の患者さんには、よくお伝えすることです。では、何から食べれば良いのか？　これについては、もう常識かもしれません。

①まず、野菜から食べる
②次に、タンパク質である肉や魚や鶏肉、卵、チーズなど、一般的には「おかず」と言われているものを食べる
③最後に、穀物やスイーツを食べる

我々日本人は、子供の頃からお米やパンを中心に食生活を考えてきました。しかし、これからは米やパンなどの穀物中心の食事をあらためて、野菜やタンパク質を中心に食事を組み立てていく必要があるのです。なぜ、穀物から食べたらダメなのか？　それは、穀物から食べると体内の血糖値が一気に上昇し、高血糖になってしまうから。体内の血糖のスパイクが一気に上昇すると、血管にダメージを与え、長年にわたってその状態が続くと糖尿病や高血圧、脂質異常症などの生活習慣病を引き起こしてしまうのです。

人間の満腹中枢は、約20分で活性化されると言われています。ですから、最低20分以上かけてゆっくりと食事を摂る必要があるのです。忙しいビジネスマンは5分から10分で牛丼やラーメンをかき込みます。そんな食事が、一番最悪なのです。まず野菜をしっかりと噛んで食べる、そして時間をかけて食べる。食べる順番と、食事の時間を最低20分はとることが、何を食べるかと同じくらい大切なことかもしれません。さぁ、今日から食事の順番と食事の時間を意識しましょう。

そういう私自身も、食事のたびに最初は野菜からとわかっていても、具体的にはどうしたら良いのか、意外と難しいなと感じていました。常にサラダを作るのも面倒だし、かといってコンビニエンスストアにサラダばかりを買いに行くのも大変だし……。そんなことを考えていたら、この本の監修の機会に恵まれました。なんと、食前キャベツ！　内容も面白く、実に実用的で理にかなっていますし、しかも確実に結果を出している人がいます。

監修を手がけるので、私も実際に行動してみることにしました。少し痩せたいと考えていたのと、実際にキャベツがそんなに苦痛なく食べられるのかを実感してみたかったのです。確かにコンビニエンスストアに行くと、千切りキャベツが袋詰めで売ってありました。１袋１５０グラムです。ふつうの野菜サラダのセットよりもずっと安くて、ボリュームもあります。早速買って、食前に食べてみました。確かにキャベツは美味しいし、苦痛はないです。その日の気分に合わせて、ドレッシングの味を変えると毎日食べられます。私も確実に続けられそうです。私の場合、実践して２週間目で1キロ痩せました。この調子なら、もっと楽に健康的に痩せられる気がします。あとは、どれだけ続けることができるかですね。

ただ腎機能の悪い人は、あまり生野菜を食べすぎると血中のカリウムが上がることがあります。血中のカリウム値が高くなると心臓や腎臓の機能に影響を与えるので、不整脈のある人や腎機能の悪い人は医者と相談してキャベザップをしてください。

人生は何よりも出逢いと行動が大事です 一つの出逢いから、ピンと来たら行動してみる。ちょっとしたことで、自分の価値観や自分の考えていた世界が変わるかもしれません。

この本を手に取ったあなたも、一緒に「キャベザップ」を実践していきませんか？

痩せる上に、健康まで取り戻せる「キャベザップ」は、本当に理想的な食習慣となるはずです。

たにぐちクリニック理事長　谷口一則

【プロフィール】

著者●ミッキー石田（みっきーいしだ）
有限会社アリスワールド代表取締役　キャベザップ CLUB 代表

1969 年、宮城県仙台市生まれ。美容室の経営は 24 年になる。現在はお客様に選ばれ続けるテーマパーク型美容室経営を実践中。
2020 年、急に足首の激痛に襲われ医者から食生活を変えないと半年後に脳梗塞か心筋梗塞になる確率が高いと宣告され、生活習慣病だから野菜を先に食べる食事に変えるよう助言される。すぐにコンビニの千切りキャベツを食べ続け 82.5 キロあった体重が 1 か月で 5 キロ減り、3 か月後は 10 キロも痩せた。それを SNS に投稿。すると多数の反響が寄せられ、一緒にダイエットが出来る「キャベザップ CLUB」が誕生した。現在、全国 200 名以上が実践している。美容師歴 34 年間で約 5 万人を担当し、髪がきれいになりたい、健康的に痩せたいという多くの悩みを聞いてきた。今後は美容室 X キャベザップを新メニューとして美しく健康に痩せるメソッドを伝える講演会も計画している。

監修者●谷口 一則（たにぐち かずのり）
たにぐちクリニック理事長
21 世紀の医療を考える会（e クリニック理事）
日本抗加齢学会会員　日本医師会認定産業医

1961 年、大阪市生まれ。大阪医科大学卒業後は大阪大学医学部第二外科入局し、外科医として勤務する。また、米国 UCLA で肝臓移植に携わり、台湾大学で緩和医療に従事する。17 年間一貫して外科系の医療を実践し、人間の生と死に関わる医療に従事してきた。43 歳の時に、病気を治すより病気にならない予防医学の重要性に気付き、開業医を目指す。現在は風邪からガンまで看る街の家庭医として、年間４万人の患者さんの健康や介護に携わる傍ら、会員数４千人の NPO21 世紀の医療を考える会（e クリニック）理事として、統合医療的な立場でがん患者さんのサポートをしている。

医療以外の活動としては、50 代以降の中高年層の働き盛りのひとが健康を担保した上で、元気で明るいセカンドステージを歩むべく、セミナー活動や音楽ライブ、旅の企画、落語会などを主催し中高年層の免疫力を上げる活動を実践している。

著書に、『なぜ、あのおっちゃんはいつも元気なのか』（自由国民社）がある。

3か月で10キロ痩せた！ キャベザップ ダイエット
2023年10月1日　第1刷発行

著　　者　ミッキー石田
監　　修　谷口一則
発 行 人　伊藤邦子
発 行 所　笑がお書房
〒168-0082 東京都杉並区久我山3-27-7-101
TEL03-5941-3126
https://egao-shobo.amebaownd.com/
発 売 所　株式会社メディアパル（共同出版者・流通責任者）
〒162-8710 東京都新宿区東五軒町6-24
TEL03-5261-1171

編集協力　戸田美紀
写　　真　ミッキー石田
イラスト　アベナオミ

デザイン　市川事務所
印刷・製本　シナノ書籍印刷株式会社

ISBN978-4-8021-3422-4　C0077